이교원의 사랑수탄생®

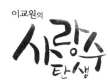

이교원의 사랑수 탄생

ⓒ 이교원, 2017

초판 1쇄 발행 2017년 3월 30일

지은이   이교원
펴낸이   이기봉
편집   좋은땅 편집팀
펴낸곳   도서출판 좋은땅
출판등록   제2011-000082호
주소   경기도 고양시 덕양구 동산동 376 삼송테크노밸리 B동 442호
전화   02)374-8616~7
팩스   02)374-8614
이메일   so20s@naver.com
홈페이지   www.g-world.co.kr

ISBN   979-11-5982-772-3 (03510)

이 도서의 국립중앙도서관 출판시도서목록(CIP)은 서지정보유통지원시스템 홈페이지(http://seoji.nl.go.kr)와 국가자료공동목록시스템 (http://www.nl.go.kr/kolisnet)에서 이용하실 수 있습니다. (CIP제어번호 : CIP2017007216)

이교원의

사랑수 탄생

이교원 지음

새 롭 다
특별하다
감동적이다

좋은땅

목 차

Before Birth

태어나 웃는 아기로 여는 서문

"선생님, 아기가 왜 울지 않나요?"

분만실에서 아기가 탄생할 때 엄마들의 첫 관심사는 아기의 울음소리다. 건강한 아기는 우렁차게 운다고 믿기 때문이다. 하지만 내 대답은 이렇다. "산모님, 아기가 계속 우는 것이 좋은 것은 아니에요. 호흡만 잘하면 되지요. 그치지 않고 우는 것은 건강하다는 표시가 아니라 어딘가 불편하다는 표시에요."

아기 탄생의 순간 모든 이의 관심사가 아기의 울음소리이듯, 필자의 태교연구도 아기 탄생의 순간에 들리는 바로 그 울음소리에서 시작되었고, 2012년 가을 '생애 첫 1시간이 인간의 모든 것을 결정한다'를 출간한 이후, 계속된 태교와 출산의 경이로운 체험을 하면서 개정판을 준비하였다.

그동안 수많은 새 생명들과 만났다. 언제나 그렇듯 갓 태어난 아기를 맞이하는 산모와 아빠, 가족과 우리들의 얼굴은 웃음과 미소였다. 아기를 제외한 모든 이들의 얼굴에서만 웃음을 보는 것은 이상한 광경일 수밖에 없었다. 그래서 시작된 연구였고 개정판까지 왔다.

'아기가 웃을 수만 있다면' 이 단순한 생각이 나를 발전시키고 전진시켰다. 그동안의 시도는 적잖은 소득과 보람이 있었다. 나의 태교연구의 소득과 보람은 태어나 눈을 뜨고 웃는 아기의 얼굴로 채워지고 있다.

그래서 다시 시작되는 책의 화두도 '웃는 아기의 얼굴'이다. 임신, 태교, 분만, 출생의 시작과 끝은 오직 이 한 가지 목적만을 위한 것이다. 아기를 키우는 엄마 아빠들에게 물어보면 아기를 웃게 하는 것이 그리 쉬운 일은 아니다. 아기를 울리는 것이 오히려 쉽고 빠르다. 태교와 아기의 출생도 마찬가지다. 태아를 열 달간 웃게 하고, 아기 출생의 순간 아기를 반갑게 맞아주는 것이 왜 그리 어려울까?

태어나 웃는 아기를 만드는 사랑수탄생

아기가 웃는 것은 아기가 행복하기 때문이다. 행복은 어디에서 오는가? 인간은 정(情)의 동물이며, 사랑의 산물이다. 엄마와 아빠의 사랑으로 만들어진 것이 인간생명체이기에 그에게 가장 필요한 것은 바로 사랑이다.

태내 열 달 동안 지속적으로 꾸준히 관심과 사랑을 보내는 것이 쉬운가 어려운가? 그런 관심과 사랑은 어떻게 해야 전달되는가? 이런 식의 질문이 계속된다면 '우리는 왜 태아에게 사랑을 주어야 하는가?'라는 우문(愚問)에까지 이를 수 있다. 자식을 사랑하는 것은 당연한 일이지 않은가? 그러나 '왜 태교를 하는가?'에 대한 대답은 대부분의 엄마 아빠들이 어렵다고 느낀다. 같은 맥락으로 갓 태어난 아기를 품에 안고 반기길 주저하는 엄마 아빠들도 많다.

인간은 본디 사랑으로 태어나 누구나 사랑을 지니고 있고, 세상의 바로 그 해답을 가졌다. 풀이방법이 제각각일 뿐이다. 나는 우리가 모두 알고 있는 그 해답을 향해 하나의 풀이법을 제시하고자 한다.

우리가 태아와 갓난 아기를 행복하게 하는 길은 사랑을 주는 것이다. 태교는 사랑이며, 아기의 출생은 사랑으로 받는 것이다. 이 한 가지만 명심한다면 태아와 출생한 아기를 웃게 할 수 있다. 이 책에선 사랑이 담긴 '사랑수'로 아기를 행복하게 하는 '사랑 풀이법'이 소개된다. 핵심은 열 달 태교로 사랑을 많이 받은 아기일수록 효과가 크다는 점이다. 태아의 열 달과 출생은 긴밀히 연결되어 있기 때문이다. 태교의 사랑 풀이법은 부부 태교대학 강의와 지난 책을 통해 수없이 강조하였고, 개정판도 다르지 않다. '사랑을 어떻게 하는가?'와 '사랑을 왜 하는가?'에 대한 우리의 우문(愚問)에 이 책은 성실하게 답변할 것임을 저자로서 약속드린다.

『사랑수탄생』은 태교책이지만, 나는 절대 태교책이라 말하고 싶지 않은 딜레마를 가졌다. 처음 『생애 첫 1시간이 인간의 모든 것을 결정한다』를 출간할 때부터 그러했다. 태교와 직접적 관계가 없는 많은 이들이 읽어주었으면 하는 간절함 때문이다. 그들은 '태아사랑'을 모르고 '갓 태어난 아기사랑'에 어려워한다. 그대도 만일 그러하다면, 그대가 읽는 사랑 이야기에 이 책을 담아주길 소망한다. 마치 '로미오와 줄리엣'을 읽듯이, 새로운 사랑 이야기 하나를 더한다고 말이다. 그대도 언젠가는 태아와 만나게 되고, 그와 사랑을 해야 하기 때문이다.

마지막으로 개정판 집필 역시 함께해준 사랑하는 아내에게 진심으로 고마움을 전한다.

2016년 어느 가을날에
이교원

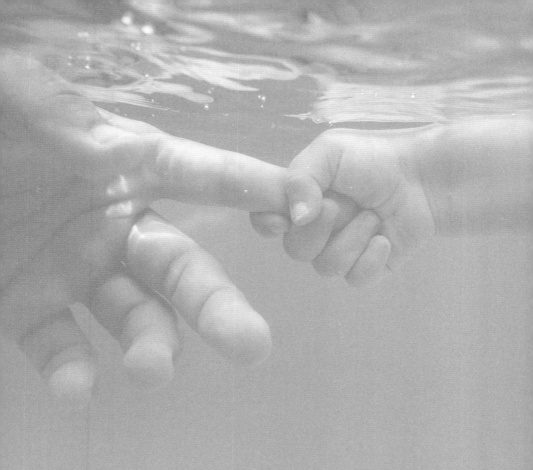

새 롭 다

특 별 하 다

감 동 적 이 다

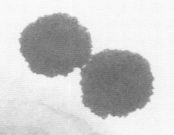

Part 1

생애 첫 1시간

제1장

태아프로그래밍과 태교

'태아프로그래밍' 이란?

· · · ·

  성인병, 즉 심장병, 고혈압, 당뇨, 비만, 고지혈증, 대사증후군 등의 질병이 태아 때 이미 결정된다고 하면 믿을 수 있겠는가? 믿기 힘들겠지만 사실이다. 30대, 50대, 70대 때 어떤 질병에 걸리는지가 태아의 열 달 기간에 결정된다.

  이 이론은 '태아프로그래밍(Fetal Programming)'이라고 알려진 학설로써 고대 그리스시대 히포크라테스로부터 유래하며, 1990년대에 와서 영국의 데이비드 바커(David Barker)교수에 의해 정립되었다. 바커교수는 저체중으로 태어난 신생아가 중년이 되면 심장병, 비만, 당뇨에 걸릴 확률이 높다는 것을 증명하였다. 그는 태아가 자궁 내의 환경변화에 적응하기 위해 생리적, 신경 내분비적, 대사적으로 순응하는 과정을 거치는데, 이때 출생 후 신체의 특정 조직이나 기관이 증식, 분화하는 메커니즘의 영구적인 리프로그래밍(Reprogramming)을 초래하고, 성인이 되었을 때 병리학적인 변화로 나타날 수 있다고 하였다.

  쉽게 말하면, 태아프로그래밍이란 자궁 내 환경이 단지 태내 열 달 뿐만 아니라 태아가 성인이 된 이후까지 평생 지속적으로 건강에 영향을 미친다는 것을 의미한다. 요즈음 전세계적으로 당뇨병환자가 급증하고 있는데, 그럼 당뇨·비만과 태아프로그래밍과의 관계를 살펴보자. 치료받지 않은 임신성 당뇨 산모에게서 태어난 아이들 중에서 청소년기 비만이 증가된다는 것은 지금까지 잘 알려진 사실인데, 2003년 미국산부인과학회 저널에는 비록 혈당조절이 잘되더라도 임신성 당뇨 산모로부터 태어난 아기가 후에 비만이 될 가능성이 높다는 연구결과가 발표되었다. 또한, 2008년 미국 뉴욕의 록펠러 대학교 연구진은 고지방식을 많이 섭취한 산모는 태아의 뇌에 영구적인 비만프로그램을 입력시켜, 이 아이에게 어릴 적부터 과식과 비만이 생길 수 있다고 밝혔다.

지금까지 당뇨병은 유전적 요인과 성인의 잘못된 생활습관이 원인이라고 알려져 왔지만, 자궁 내 태아 환경에 의한 '태아프로그래밍'을 추가해서 보아야만 한다. 태아프로그래밍이 일어나는 기전은 산모주위의 환경적 변화가 자궁 내 태아의 DNA 메틸화 반응(Methylation) 등과 같은 유전자 조절에 영향을 주는 '후생유전과정(Epigenetic Process)'을 일으켜서 태아의 발달과정의 변화로 이어진다고 본다. 즉, 임신 중 산모의 식생활과 생활방식은 태아의 미래건강을 결정한다고 보면 된다.

암과 아토피, 천식, 알레르기성 질환과 행동발달장애는 태아프로그래밍된다

최근 들어서는 암도 태아프로그래밍된다고 알려지고 있다. 2015년 전 세계적으로 진행된 비만과 암의 상관관계 코호트(Cohort)연구에서 신생아 체중이 증가할수록 백혈병을 비롯한 유년기 아이들의 암 발생이 증가한다는 사실이 밝혀졌다. 특히, 4Kg 이상의 과체중 태아일수록 훗날 유방암에 걸릴 확률이 1.5~1.7배 높고, 유방암으로 인한 사망률도 증가한다고 했다. 실제로 유방암 발병에서 유전자 요인은 5~10% 정도에 불과하며, 나머지 대부분은 환경의 영향을 받는다. 한편 임신 중 영양부족과 환경호르몬 등에 과다 노출된 아이가 유방암에 걸릴 확률이 높다는 보고도 있다. 태아프로그래밍에서는 저체중아와 과체중아 모두 좋지 않다. 태아나 성인이나 적정한 체중 유지는 대단히 중요하다.

근래 유년기 아동들의 아토피나 천식, 알러지, 비염의 발생이 매우 증가하고 있는데 이것도 신생아 과체중과 임신 중 스트레스와 밀접한 관계가 있다고 보고되고 있다.

특히, 임신 중 스트레스가 태아의 면역기능과 뇌 발달, 행동발달에 영향을 끼치는 것은 광범위하게 연구되었다. 1944~1945년 제2차 세계 대전이 끝날 무렵 나치가 네덜란드를 공격했을 때 임신한 여성들 가운데 기아로 굶주린 이가 많았는데, 이 엄마들에게서 태어난 아이들의 정신분열증 발병률이 높았다는 연구결과가 있다. 임신 20주이전에 산모가 정서적으로 불안하고 스트레스를 많이 받았을 경우 태아의 뇌 발달에 나쁜 영향을 주어 주의력결핍, 과잉행동장애(ADHD) 아동이 될 수 있으며, 이 아이가 15세가 되었을 때 충동성이 강해진다는 보고도 있다. 근심과 걱정이 많은 산모는 임신, 분만과 관련된 합병증도 많이 생기고, 신생아의 심리형성과 행동발달에 악영향을 끼친다. 임신 중 영양 상태와 스트레스는 곧 아이의 정신건강상태로도 이어진다. 즉 엄마 자궁 안에서 태아의 정신건강 역시 프로그램화되는 것이다.

현재 태아프로그래밍 학설은 학계에서는 정설로 받아들여지고 있고 매우 주목받는 이론이다. 한 사람의 건강이 태아 때 프로그래밍된다는 것은 이미 널리 알려져 있지만, 정작 임신과 출산의 당사자들에겐 생소한 것이 현실이다.

나는 이 이론을 전 국민이 반드시 알아야 한다고 생각한다. 그 사안이 너무도 중대하기 때문이다. 현재 우리 국민의 가장 큰 고민거리는 건강문제다. 고령화가 날이 갈수록 가속화되고 있는데 어떻게 건강하게 잘 늙을 것인지 고민이 이만저만이 아니다. 성인병은 그 질병의 징후가 다양하고 만성적이며, 여러 합병증을 동반하는 무서운 병이다. 이제는 성인병이라는 말조차 바꾸어야 할 지경이다. 소아, 청소년기부터 앓게 되는 경우가 점점 늘고 있기 때문이다. 현대인의 정신건강 역시 문제가 심각하다. 불안, 분노, 우울, 화, 공포 등이 조절되지 않고 병증으로 나타나는 사람들이 많아지면서 사회문제가 된지 오래다.

지금까지 태아프로그래밍 이론은 질병과의 상관관계 연구 중심이었으나, 더욱 중요한 것은 태아프로그래밍은 심신의 건강에만 국한되지 않는다는 점이다.

오감과 지능, 취향과 성격도 태아프로그래밍

임신 기간 동안에 특정한 향신료를 넣은 음식을 먹은 산모에게서 태어난 아이가 그 향신료를 좋아한다는 재미있는 연구결과가 있다. 즉 산모의 음식이 태아의 후각 기능 발달에 영향을 준다는 것이다. 후각세포는 임신 초기부터 발달되는데, 임신 8주에 후각세포 수용체가 나타나기 시작해 임신 28주에 기능이 성숙된다. 한 인간이 '어떤 냄새를 좋아하느냐'는 것이 태아 때 프로그래밍된다고 볼 수 있다.

그럼 미각은 어떠한가? 미각세포의 형태와 기능의 발달도 임신 초기에 시작되고 미각세포의 시냅스는 임신 8~13주에 급격히 증가한다. 임신 14

주가 되면 미각세포가 기능적으로 성숙되고, 임신 후반기로 갈수록 태아는 많은 양의 양수를 마시는데, 이 양수를 통하여 태아는 엄마가 섭취한 음식의 맛을 느낄 수 있다. 임신 7개월이 되면 태아는 완전히 맛을 알게 된다. 그래서 태아 때 엄마의 음식을 통해서 경험한 맛을 이유식 때 좋아하게 된다. 미각은 태아 때 프로그래밍되는 것이다.

미각과 후각뿐만이 아니다. 태아는 엄마의 자궁 안에서 엄마의 특징적인 목소리에 많이 노출되기 때문에 태어나서 엄마의 목소리를 구별할 수 있고, 엄마가 많이 들은 음악을 태아도 태어나서 좋아하게 된다. 실제 태아의 귀는 임신 6주부터 발달하기 시작해 임신 20주면 완성된다. 최근 덴마크의 한 연구에 의하면 임신 16주에 엄마가 듣는 음악을 태아도 그대로 듣는다고 한다. 청각도 태아프로그래밍된다.

머리 좋은 아이를 낳고 싶으면 태교를 해야 하고, 그 어떤 요인보다 태교가 아이의 두뇌발달에 결정적이라는 연구가 있다. 1997년 피츠버그 연구진에 따르면 태아의 지능지수를 결정하는 데 유전자는 48%에 불과하며, 52%는 태내 환경에 달렸다고 밝혔다. 임신 중에 정기적으로 적당한 운동을 하면, 태아가 청소년이 되었을 때 수학, 언어 등의 학습능력이 증가된다는 보고도 있다. 반면 엄마가 임신 중 스트레스를 많이 받는 경우 아기의 IQ가 떨어지고, 저체중아나 34주 이전에 태어나는 조산아의 경우 이들이 5세가 되었을 때의 지능지수 측정결과 IQ가 낮았다는 연구도 있다. 지능 역시 태아 때 프로그래밍된다.

이뿐만이 아니다. 산모의 임신 중의 경험이 그 자녀의 성격에 많은 영향을 준다. 임신 중 스트레스와 질병이 태아의 생후 성격과 기질형성에 영향을 주는 것이 밝혀졌다. 다음 장에서 자세히 설명하겠지만, 태아의 인격도 프로그래밍되는 것이다.

다시 정리하면 건강, 기질, 정서, 지능, 오감발달 등 한 인간을 구성하는 중요한 것들이 태아 때 엄마가 경험한 모든 것, 다시 말하면, 산모와 산모를 둘러싼 많은 사람들이 조성하는 환경이 이끄는 대로 프로그램화된다고 보면 된다. 태아프로그래밍은 인간의 출생에 부모로부터의 유전 이외에 환경적 요인이 크게 개입된다는 것을 인식시키는 매우 중요한 이론이다. 그 영향력은 평생 지속된다는 점과 아울러 말이다.

임신을 하면 부모의 유전자의 역할만으로 아기가 그냥 자라는 것이 아니라, 부모의 심신의 건강 상태와 섭생, 언행과 일상의 모든 것, 부모를 둘러싼 환경과 사람들이 아이를 키우고 성장시킬 뿐 아니라, 그 아이의 미래까지 만들고 있다는 의미다. 단순히 임신을 하는 것이 중요한 것이 아니라 어떤 아이를 낳느냐가 관건이다. 건강하고 올바른 아이의 탄생에 우리는 주목해야 하고, 이를 위해 우리 모두가 함께 도와야 한다는 것을 뜻한다.

옥시토신 샤워 (Oxytocin Shower)

．
．
．
．

　인체에서는 신비로운 현상이 많이 벌어진다. 인체가 어떠한 환경에 놓일 때마다 적합한 물질이 분비되는 것도 참 신기한 일이다. 마치 전자동 시스템을 갖춘 정밀한 화학 공장을 연상시킨다.

　임신과 출산도 예외가 아니다. 여성이 임신을 하면 몸에 좋은 호르몬이 상당히 많이 나온다. 그중 가장 대표적인 것이 바로 '옥시토신'이다. 옥시토신은 산모와 태아의 분만과 출생, 육아 과정까지를 관장하는 가장 중요한 인체의 천연 화학물질이다.

　예로부터 '본성은 타고난다'는 말이 있다. 태어날 때 지니고 나와 살면서 쉽게 바뀌지 않는다는 말이다. '태어날 때'와 '타고난다'는 말은 곧 태아기를 가리킨다. 여기서 우리는 옛말의 통찰력에 실로 감탄하게 된다. '옥시토신(Oxytocin)'에 의해서 한 인간의 이타적 사랑과 신뢰성, 사회성이 결정되기 때문이다. 남을 사랑할 수 있는 마음인 '이타심', 믿을 수 있는 사람임을 나타내는 책임감과 신뢰, 이에 따르는 사회성 말이다. 태아 때 인간의 건강뿐만 아니라, 평생토록 쉽게 바뀌지 않는 한 인간의 본성이 프로그래밍되는 것이다.

사랑의 호르몬 – 옥시토신

　　　　　　　　　　1968년 '사랑'이라는 감정이 호르몬에 의해 생성된다는 획기적인 실험 결과가 발표되었다. 임신한 쥐의 혈액을 처녀 쥐에게 넣어 주었더니, 처녀 쥐에게서 새끼 쥐를 돌보는 모성이 생겨난다는 것이다. 이것은 임신한 쥐의 혈액에 모성을 불러일으키는 어떤 물질이 있다는 것을 의미했다. 이후 1979년 미국 국립과학원회보(PNAS) 잡지를 통해 이 물질이 '옥시토신'이라는 호르몬임이 밝혀졌다. 옥시토신을 직접 처녀 쥐의 뇌에 투여하자 모성이 생긴다는 사실을 확인한 것이다. 그래서 옥시토신을 다른 말로 '이타적 호르몬' 또는 '사랑의 호르몬'이라고 부른다.

　한편 '사랑의 결핍'으로 생기는 증상이 있다. 최근 그 빈도가 점점 증가하고 있는 자폐증이다. 자폐증은 반복적인 행동, 사회성결핍, 언어장애 등의 특성을 보이는데, 얼마 전 자폐증 환자에게서는 옥시토신의 혈중 농도가 낮다는 연구결과가 발표되었다. 실제로 자폐증 환자에게 옥시토신을 투여했더니 자폐증의 주요 증상인 반복적인 행동이 감소된 바 있어 최근 자폐증을 옥시토신으로 치료하려는 시도가 큰 주목을 받고 있다. 그렇다면 자폐증은 옥시토신 호르몬과 모성의 결핍에 의한 것일 가능성이 매우 높다. 꼭 자폐증이 아니더라도 영유아와 청소년들의 다양한 심리 장애는 옥시토신의 결핍일 수 있다.

　옥시토신은 엄마에게서만 나오는 것이 아니다. 태아도 만든다. 임신 초기부터 이 호르몬이 나오기 시작하면서 두 사람의 사랑의 기초가 다져진다. 임신 후반기로 갈수록 둘에게서 나오는 호르몬 양은 급격히 증가하며, 두 사람이 마침내 만나게 되는 탄생의 순간 분비량은 최대치가 된다. 산도를 통과하는 아기의 진행경과와 산모의 진통 정도 역시 옥시토신에 달려있다. 말하자면 옥시토신은 엄마가 되게 하는 '엄마 호르몬'이자, 태아를 인간답게 만드는 '사랑의 호르몬'인 셈이다.

옥시토신은 기본적으로 뇌의 시상하부에서 만들어져 뇌하수체 후엽에서 분비된다. 이 호르몬은 임신 기간 중 내내 나오며, 특히 분만과 수유 때 다량 분비된다. 태교와 분만, 수유를 하면서 산모와 태아는 함께 옥시토신 호르몬에 노출된다. 나는 이것을 '옥시토신 샤워(Oxytocin Shower)'라고 이름 지었다. 옥시토신에 최대한 많이 노출되어 흠뻑 젖어야 한다는 뜻이다. 옥시토신이 중요한 것은 산모와 태아 사이의 본딩(Bonding), 우리말로 '유대 형성'과 '애착'에 관여하기 때문이다. 예를 들어, 엄마가 아기를 안고 젖을 먹일 때 옥시토신이 나오는데, 이때 엄마의 체내 에너지는 유선 조직으로 이동된다. 그 에너지는 곧 아기에게 전달되고, 엄마의 유즙분비가 촉진되며, 유선조직의 혈관을 확장해 아기의 가슴을 따뜻하게 한다.

이때 엄마와 아기 사이에 사랑의 유대가 생성되고 강화된다. 분만 직후 즉시 가동되는 산모와 아기 사이의 유대감은 1시간 내에 수유를 함으로써 증가되는 옥시토신에 의해 촉진된다는 연구 결과가 있다. 모유 수유가 좋은 것은 모유의 안전성과 영양 때문이기도 하지만, 원칙적으로는 아기와 엄마의 애착과 유대가 강화되기 때문이다.

따라서 옥시토신은 한 인간의 미래가 프로그래밍되는데 없어서는 안 되는 중요한 '사랑의 호르몬'이다. 이제껏 우리가 그 이름에 무지했던 것은 옥시토신이 인간의 태내 생활과 출생, 분만, 육아에 관계되는 호르몬이었기 때문이다. 태아의 태중 생활과 탄생이 우리에게 큰 의미가 없었듯이, 그때 나오는 호르몬도 역시 그러했다는 뜻이다.

그런데 옥시토신은 '사랑'만 만드는 것이 아니다. 옥시토신은 뇌에서 감정을 관장하는 변연계(Limbic System)의 한 부분인 편도(Amygdala)의 활동을 조절함으로써 공포를 경감시키는 역할을 한다. 또한 분만 후 진통의 기억을 잊는 데에도 관여한다. 산모가 정상적인 분만을 할 경우 옥시토신의 작용으로 분만에 대한 두려움이 억제되고, 분만의 고통도 쉽게 잊을 수 있다는 의미다. 태아도 마찬가지다. 태아에게서 나오는 옥시토신은 낯선 세계에서 느끼는 공포와 산도를 지나온 스트레스를 잊게 한다. 따라서 '옥시토신 샤워'는 태아가 출생 시 반드시 거쳐야 하는 과정이다.

이뿐만이 아니다. 옥시토신은 아픈 기억을 잊게 하는 동시에, 기억력을 증가시키기도 한다. 이는 동물실험에서 입증되었다. 즉, 기억을 담당하는 뇌의 해마 부위의 시냅스 가소성을 증가시켜 뇌의 유연성이 증대되는 것이다. 쉽게 이야기하면 머리가 좋아진다는 뜻이다. 즉 자연분만을 한 후 모유 수유를 오랫동안 하면 기억력이 향상되고 머리가 좋아진다는 것이다.

임신을 하고 수유를 하면 새끼를 돌보기 위해 물과 먹이, 보금자리가 있는 곳을 기억하고 찾는 능력이 발달하게 되는데, 이는 새끼를 보호하기 위한 어미의 본성과 사랑 때문이다. 이 능력 또한 옥시토신이 가져다준다는 연구 결과가 1999년 《네이처》에 발표되었다. 이 모든 것은 자연출산 시에 최고치가 가동된다.

태초의 신뢰 인자

최근 《네이처》에 따르면 옥시토신은 인간에게 신뢰, 공감, 감정이입, 너그러움, 자애로움 등을 부여하는 작용을 하는 것으로 알려졌다. 정치적·경제적·사회적 성공에서 가장 중요한 덕목 중 하나가 '신뢰'인데, 옥시토신과 신뢰의 관계는 결정적이다. 한 개인의 신뢰성은 옥시토신에서 나온다고 해도 과언이 아니다.

실제로 학교폭력과 집단 따돌림 사건의 가해 청소년들의 뇌를 조사해 보면 해마(Hippocampus)와 편도(Amygdala) 부분에서 이상을 발견할 수 있다. 이 부분에 장애가 생기면 다른 사람의 고통과 아픔을 보아도 공감하지 못하게 된다. 그래서 남을 해코지하여도 죄의식을 못 느낀다. 이들은 정서적·심리적 문제를 가진 아이들이 아니라 뇌가 아픈 환자이며, 뇌의 장애자들이다. 뇌의 장애는 태내에서와 출생 시 옥시토신 결핍으로 생긴 트라우마가 한 원인이다.

이들은 태아 때부터 엄마의 사랑을 받지 못해 옥시토신이 결핍되었거나, 출생할 때 옥시토신 샤워를 하지 못했을 가능성이 매우 높다. 아니면 둘 다에 해당할 것이다.

비단 폭력 청소년 문제에 그치는 것이 아니다. 배우자에 대한 충실도, 학교와 직장에서의 성실도, 책임의식, 친구와의 신의, 타인에 대한 도리, 사회에 대한 정의, 국가를 향한 충정, 자신과의 약속, 작게는 평소 말 바꾸기와 거짓말을 잘하는 성향인가에 이르기까지, 우리가 인간으로서 세상을 살아가기 위해 기본적으로 갖출 본성의 모든 것은 옥시토신이 태초에 만들어 주는 신뢰에 영향을 받는다. 다시 강조하자면 한 사람의 성품은 태내에서 만들어지고, 태아프로그래밍된다는 뜻이다.

성품은 곧 그 사람의 인생을 만든다. 인간관계와 직업, 건강과 수명까지도. 인간의 태초 시간은 생명의 뿌리와 기초다. 때맞춰 형성하고 만들어야 하는 것들이 있다는 뜻이다. 그때를 놓치면 기회는 다시 오지 않는 것이 인간의 모진 운명이다. 내가 한 인간의 프로그래밍에 우리의 모든 것이 달렸다고 주장하는 근거는 바로 여기에 있다.

엄마와의 신뢰 및 유대의 기초가 태내부터 차곡차곡 쌓인 아이가 커서 문제아가 될 가능성은 적다. 조직과 기업, 사회와 국가, 인류에게 꼭 필요한 신뢰를 만드는 호르몬. 이것이 없으면 인류 사회는 모두 일촉즉발 '위기의 뇌 환자들'로 가득 찰 것이다. 그리고 이들이 건강한 태아프로그래밍으로 태어난 '신뢰의 인간들'을 위협할 것이다.

사랑이 뇌의 호르몬 작용이었듯이, 신뢰 역시 뇌의 옥시토신 호르몬이 만든다는 사실은 이제 기초적인 의학 상식이 되어야 한다. 우리는 보통 사랑이나 유대, 애착, 신뢰와 같은 감정을 정신적인 영역에 속한다고 생각한다. 하지만 그렇지 않다. 그것은 오히려 매우 화학적이고 물리적이며 과학적인 현상이다. 중추 신경계의 신경 화학적 작용과 전기적 신호로 인해 우리 뇌에 어떤 회로가 형성되는데, 그것이 인간의 행동으로 나타나는 것이다.

임신, 출산, 수유 과정을 거치면서 옥시토신 호르몬이 형성한 아기의 뇌 회로에는 사랑과 애착, 신뢰와 유대, 사회성과 적응력, 무엇보다 '모성과 이타심'이 프로그래밍 된다. 세상 모든 사랑 중 엄마의 사랑은 조건 없이 한없이 주는 최고의 이타적 사랑이기 때문이다. 이때 입력되지 못한 것들은 평생의 결핍과 트라우마로 남는다. 태아프로그래밍은 이렇게 장착되는 것이다.

남을 배려하고, 존중하고, 신뢰를 주며, 생명의 가치를 인식하도록 하는 이 회로의 작용은 평생 지속된다. 태어날 때 사랑의 회로가 형성된 덕분이다. 앞으로의 세상은 이러한 아기들을 필요로 할 것이다. 옥시토신 샤워를 하고 태어난 '인간다운 인간'이 '위기의 인간'보다 더욱 많아져야 한다. 여성이라면 인생에 단 한 번이라도 '옥시토신 샤워'를 해보기를 바란다. 무엇보다 아이에게 '옥시토신 샤워'를 꼭 선사해 주었으면 한다.

계획임신의 중요성

· · · · ·

　태아프로그래밍을 잘할 수 있는 길은 '계획임신과 태교'밖에 없다. 아이를 낳고 싶다는 마음만으로 부부 관계를 하고 병원을 찾을 것이 아니라, 부부의 심신을 건강하게 리프로그래밍한 후 아이를 가져야 한다.

　건강한 심신을 가진 부부가 열 달간 올바른 태교를 한다면 임신기를 별 탈 없이 지낼 수 있다. 아이와 유대가 좋은 엄마에게 위험이 닥칠 가능성은 낮기 때문이다. 엄마의 자궁환경과 심신이 건강하지 않다면, 태아는 그곳에서 보내는 열 달이 매우 불편하다. 조산도 아이가 엄마 뱃속에 있기 힘들고, 그곳에 있는 것이 싫기 때문에 빨리 나오려는 것이다. 엄마와 아빠는 아이가 건강하게 태내 열 달을 채울 수 있도록 도와야 한다.

　흔히 임신 기간 중에는 스트레스받지 말고 먹고 싶은 것, 당기는 것을 마음대로 먹으라고 한다. 우리 인체는 자연의 일부이며, 그 자체로 자연의 한 개체다. 자연이 인공과 만날 때 그것이 조화를 잘 이룰 수 있다면 더할 나위 없겠지만, 아쉽게도 인체는 인공과 멀어질수록 조화롭다. 화학물질투성이인 아이스크림이나 과자, 빵과 각종 음료수, 가공식품과 조미료 등은 먹을수록 중독성이 생긴다. 당기는 대로 먹는 것이 맞다면 콜라와 사이다, 초콜릿과 라면, 술과 커피, 어쩌면 담배까지 해야 한다. 이것들은 우리의 구미를 당기며 정말 끊기 힘든 것들이지 않은가. 그러나 일례로 커피를 많이 마시면 저체중아를 낳는다는 것은 이미 과학적으로 증명이 된 사실이다.

현대는 먹거리로 인해 많은 질병이 야기된다. 인스턴트 음식, 식품 첨가물, 조미료, 인공 감미료, 환경 호르몬, 패스트푸드 등에는 독소가 들어 있다. 인체와 공명하지 않는 화학 물질과 정제 설탕, 정제 소금, 정제 밀가루, 정제된 쌀, 과도한 육식, 부족한 채식 등 현대 성인병을 일으키는 주요 원인들은 바로 '태아프로그래밍'에 악영향을 끼치는 동일한 인자들이다.

지금까지 잘못된 식습관을 갖고 있는 부부들이 임신을 계획한다면 스스로 바뀌어야 한다. 이 기회에 새롭게 태어나야 한다. 비단 태아프로그래밍 때문만이 아니라 본인들의 향후 건강프로그래밍과 미래의 행복프로그래밍도 여기에 달려 있기 때문이다. 이는 부모로서의 책임이다. 그동안 아무 생각 없이 먹던 식습관을 버리고, 태어날 아기의 부모로서의 자격을 확립해야 한다.

계획임신에는 몸가짐과 마음가짐이 모두 요구된다. 아이를 책임지고 건강하게 키우고, 자식을 위험요소로부터 지켜내겠다는 마음가짐은 기본이다. 부모는 말 그대로 자식의 보호자다. 스트레스를 비롯한 각종 유해요소로부터 태아를 보호하는 것이 부모의 의무다.

제일 중요한 것은 '임신하기 전 엄마와 아빠의 건강 상태'다. 단순히 사전에 건강검진을 받는 것만을 이야기하는 게 아니다. 이것은 단지 질병의 유무만이 아닌 심신이 어떠한 상태에서 아기를 가졌느냐 하는 문제다. 식생활 습관과 마음가짐 등 라이프 스타일 전반에 관련된 총체적인 점검이 필요하다. 임신했다고 하루아침에 식습관이 바뀌겠는가? 적어도 6개월 전부터 생활습관을 바꾸는 시도를 부부가 같이해야 한다.

고위험군 임신부들 이야기는 안타깝기 그지없다. 20~30대 젊은 임신부들이 임신성 당뇨, 임신 중독증, 갑상선 질환, 심혈관 질환, 전치태반, 역아 등의 위험 요소를 안고 임신기를 보낸다. 이들은 이로 인해 스트레스를 받고, 실제 분만으로 이어지는 과정에서 보통의 산모들보다 더 많은 비용을 지불한다.

아기는 여성만 낳는 것이 아니다. 아빠의 정자도 중요하다. 정자가 성숙되는 데는 적어도 3개월 이상이 걸린다. 남편도 임신계획을 세웠다면 술과 담배를 끊는 등의 건강한 정자를 만들기 위한 노력을 해야 한다. 무엇보다 부인을 배려하고 사랑하는 마음가짐이 우선일 것이다.

태교는 '태아사랑'이다

. . .

태아의 뇌를 '백지의 도화지'라 가정하고 여기에 어떤 그림을 그린다고 생각해보자. 새하얀 도화지에 그려지는 그림은 태아의 뇌를 만든다. 이 그림은 누가 그리는가? 바로 산모와 남편이다. 다르게 예를 들어보자. 태아의 뇌를 새로 구입한 하나의 하드디스크라고 가정하자. 텅 빈 하드디스크에 수많은 정보를 다운로드한다고 할 때 좋은 정보만을 담도록 주의해야 하지 않겠는가? 나쁜 정보가 다운로드된다면 태아의 뇌는 손상되고 말 것이다.

산모의 감정과 생각은 지금 모두 태아의 뇌에 고스란히 다운로드되고 있다. 엄마가 먹는 음식도 엄밀히 말하면 다운로드되는 하나의 정보이다. 부지불식간에 엄마가 먹고 듣고 보고 말하고, 생각하고 느끼고 성내고 다투고 울고 웃는 일들이 아기의 심신을 만들고 있는 것이다. 열 달 동안 정말 잘 보내야 한다. 아무것이나 먹고 마셔서는 안 되고, 아무것이나 보고 들어서도 안 된다. 아무 곳에나 가서도 안 되며, 아무렇게나 말하고 생각하고 행동해서도 안 된다.

태교란 단순한 이론이 아니다. 감성적으로 '모성'이라는 단어에 취해서 감동만 받고 끝날 일도 아니다. 산모와 가족들은 진심을 다해야 하고 정성을 쏟아야 한다.

태교란 바로 태아에게 주는 사랑이다. 산모와 남편은 열 달간 태아에게 아낌없는 사랑을 주고 항상 관심을 가져야 한다. 태아를 외롭게 두면 안 된다. 엄마 뱃속에서 사랑을 많이 받고 태어난 아이가 타인을 사랑할 수 있다. 태교란 바로 '태아사랑'인 것이다.

우리가 태아를 만나는 열 달간 그를 모른 척 방치하고 말 한마디 건네지 않는 것은 겉보기엔 큰 문제 될 것이 없어 보인다. 이때 산모는 다른 생각을 하고 있다. 태아와 늘 함께하지만, 정작 태아 생각은 하지 않는다. 누군가와 테이블을 마주하고 앉아 시선도 주지 않고 서로 딴생각을 하는 것과 같다. 얼마나 이상한 풍경인가. 태아와 엄마가 함께 한 몸으로서 서로 교류가 없는 것은 분명 이상하지만, 아무도 이상하게 생각지 않는다는 것이 더욱 이상한 것이다. 오히려 뱃속 아이와 대화하는 산모를 거리에서 만난다면 여러분은 그녀를 이상하게 보지 않겠는가! 이상한 일을 겪으며 태어나는 아이들은 이상한 사람들이 되고, 그들이 모여 이상한 사회가 된다.

사랑할 때와 사랑하지 않을 때의 마음은 하늘과 땅 차이다. '태아사랑'이 없는 엄마들에게 임신 열 달은 인생의 공백기다. 몸도 무겁고 내 맘대로 뭘 할 수도 없으니, 열 달은 인생에서 버리는 시간이다. 그저 별다른 생각 없이 먹고 자고 보고 들으며 시간을 흘려보내면 된다고 생각한다. 때때로 임신 기간이 빨리 지나갔으면 생각하고, 아기를 낳고 열 달 하지 못했던 것을 다 해보려는 생각에 사로잡힌다. 만약 아이를 키울 때 부모가 이런 생각을 한다면 그 아이의 인생은 어찌 될까? 태아는 아직 태어나지 않았을 뿐이다. 태아는 어찌 되겠는가?

태내생활은 자궁이라는 '아기의 집'에서 물리적으로 보호되고 있기 때문에 비교적 편안하다. 특이한 외부자극이 없는 한 말이다. 아이를 갖고 아무것도 하지 않더라도 보통 엄마와 아빠의 기질이 유전되어 아이의 성정(性情)을 만든다고 보겠지만, '태아사랑'이 없다면 외부자극에는 여과 없이 노출된다. '태아사랑'이 깊을수록 육아도 마찬가지로 잘 된다는 것은 내가 그동안 여러 산모들을 지켜보면서 느껴온 자명한 사실이다. 태교를 열심히 한 대부분의 산모들께서는 아이가 우선 건강하고, 부모를 잘 따르고, 성정(性情)이 바르고 온순하여 양육도 수월하고 보람되며 힘들지 않다고 말했다.

인간의 출생이 그러하다면 지구상 모든 생명체의 탄생도 마찬가지일 것이다. 과일과 채소, 곡식과 고기, 나아가 우리가 쓰는 말과 글, 우리가 만드는 음식, 우리가 파는 제품과 상품, 우리가 제공하는 서비스, 기타 우리에게서 비롯되는 모든 것의 탄생도 그러하다. 우리의 경제, 우리의 정치, 우리의 행정, 우리의 문화, 우리의 예술, 우리의 일상 등 모든 것에는 '모성의 메타포'가 들어 있다. 우리는 엄마의 아들과 딸로 태어나 세상 속에서 다시 엄마가 되기 때문이다. 인간은 누구나 자신으로부터 비롯되는 모든 것을 태생시키는 엄마가 된다. 그 역할을 잘 수행하기 위해서는 태내에서부터 '엄마 수업'을 잘 받아야 한다.

'태아사랑'은 나와 상관없는 옆집 아기의 건강문제를 언급하는 것이 아니다. 우리 사회와 국가, 인류의 삶을 프로그래밍하는 차원의 문제다. 지금 태어나는 아이들이 나와 아무런 상관이 없다고 할 수 있는지 생각해보자. 이 세상 어느 누가 어떤 방식으로 나와 만나게 될지 우리는 알 수 없다. 굳이 만나지 않더라도 우리는 어떻게든 서로 영향을 주고받고 살게 되어 있다. 그들의 정신건강, 그들의 신체건강, 그들의 행동과 사고, 그들의 모든 것이 분명 나와 관련이 있다.

'태아사랑'은 한 인간이라는 생명 탄생의 문제지만, 이렇게 인간 세상의 탄생을 주도하고 프로그래밍한다. '태아사랑'은 곧 휴먼 월드(Human World)의 프로그래밍이다. 이 등식은 올바른 인간이 태어난다면 세상의 많은 것이 올바르게 탄생된다는 것에서 성립된다.

내가 태교를 '태아사랑'이라 명명한 것은 이런 뜻에서다. 풍요로워 보이는 최첨단의 시대에 나는 가장 낙후된 지점이 인간의 탄생임을 보았다. 의학과 기술의 낙후를 의미하는 것이 아님을 알 것이다. 태교에 뒤따르는 좋은 수식어들과 수많은 정보가 흘러넘치지만, 정작 아기의 탄생에 태교는 없다. 태교에 관심은 많아도, 태교는 근본적으로 행해지지 않기 때문이다. 그래서 태교가 무엇인가에 대한 해답도 모른 채 엄마의 출산은 이루어지고 있다. 태아라는 도화지에 '태아사랑'이 가득 찬다면, 우리 시대 사랑의 낙후, 그 거대 빈곤도 타파될 것이다.

태아사랑을 위해 이제부터 우리는 본격적으로 태어나기 전이 얼마나 중요하고, 태어나는 일이 왜 중대한 것이며, 모태란 우리의 상상 이상으로 아주 특별한 곳이란 점에 대해 배우게 될 것이다.

제2장

아기의 울음이 건강하다는 표시인가?

잃어버린 생명 탄생의 문화

.
.
.
.

출생은 그리 단순한 일이 아니다. 태아프로그래밍에서 가장 큰 난관이자, 주목해야 할 대목이다. 태아프로그래밍의 절반의 성공은 인간이 어떻게 태어나느냐에 달렸다. 나는 여기서 태교연구 전까지 내가 해온 분만 과정을 고백하겠다.

아기가 이 세상에 나오자마자 의료기구에 의해 탯줄이 잡힌다. 탯줄은 금세 잘리고, 아기는 비몽사몽이다. 정신을 차리지 못할 뿐만 아니라 호흡도 제대로 되지 않는 순간이다. 엄마의 자궁 속 양수에서 살다가 난생처음 공기를 마시게 되는 이때, 인간은 생애 첫 폐호흡을 시작한다. 미숙한 신체 상태에서 공기를 처음 폐로 넣는 것은 생각만큼 쉽지 않다. 만약 아기가 호흡을 잘 못 한다면 저산소증에 걸리는 위험천만한 상황이 오게 된다. 그럴 때는 발바닥을 때리는 등의 많은 자극을 주어 호흡을 하도록, 즉 울도록 해야 한다. 우는 것이 확인되면 아기는 곧바로 처치대에 놓인다.

아기는 갓 태어나 자지러지게 울고 있는데, 손가락과 발가락 숫자가 맞는지, 기형은 없는지 무심히 검사를 진행한다. 밝은 조명 아래 아기는 태내에서 듣던 엄마의 심장 소리가 사라진 것을 느낀다. 엄마가 어디에 있는지도 모른 채 낯선 환경에서 눈을 못 뜨고 계속 울고만 있다. 머리 둘레를 재고, 발바닥 도장을 찍고, 도대체 왜 이리 하는 일이 많은지. 이렇게 해서 지나가는 시간이 최소 10분 이상이다. 아기가 심하게 우는 것을 본체

만체하며 각자 할 일을 하는 어른들. 괴롭게 우는 아기를 누구 하나 안아 주지도, 달래 주지도 않는 분위기. 아무도 아기의 마음을 몰라준다.

이때 울고 있는 아기의 표정을 상상해보라. '나는 건강해요!'라면서 울고 있는 것일까? 무언가 고통스럽고 괴로워서 우는 것은 아닐까? 이렇게 인간은 태어나서 처음으로 폭력을 맛본다. 아기는 아마 이렇게 생각할 것이다. '아, 이곳은 아무도 나를 반기지 않는구나. 세상은 무서운 곳인가 보다' 아기는 곧 불안과 두려움, 공포에 휩싸인다.

21세기 문명인들의 반문명적인 출생과 분만

문명이 고도로 발달한 21세기 문명인들의 출생과 분만은 아이러니하게도 지극히 반문명적, 반문화적이라고 할 수밖에 없다. 지구상의 생명체는 모두 소중하고 아름답다. 그들 가운데 인간이 만물의 영장으로 수천 년을 살아온 것은 한 차원 높은 고유한 문화가 있어서다. 인간은 인생행로의 중요한 순간들을 모두 문화로 만들고 남겨왔다. 사랑, 만남, 결혼, 축제, 세례, 제사, 장례와 이별까지 말이다. 각각의 문화는 인간이 지구상에서 가장 아름답고 가치 있는 존재임을 증명해 주었다.

탄생도 예외일 수 없다. 그런데 수천 년간 수려한 문명의 주인공인 인간의 분만과 출생의 문화는 왜 알려진 것이 없으며, 도리어 반문명적이 되어 버린 걸까? 이는 무언가 대단히 잘못된 것이다. 분만과 출생도 결단코 하나의 문화가 되어야 한다. 분만과 출생이란, 인간이라는 지상 최고의 생명체가 자연인에서 문명인이자 문화인으로 옷을 갈아입는 최초의 순간이기 때문이다.

　오직 '생명' 하나만을 가지고 이 땅에 온 3킬로그램의 인간이 첫 숨과 첫 눈맞춤을 시작으로 성별과 이름, 의복과 소속, 엄마와 아빠, 친구와 가족을 부여받고 자연인에서 문화인으로 태어나는 것 말이다.

동물보다 못한 문명인

·
·
·
·

　나는 의학을 공부한 지식인으로서, 그리고 산과의사로서 소위 문명인이라 여기며 살아온 지난날들을 되짚어 보고 깊이 반성하게 되었다. 태교를 연구하며 동물과 식물에 대해서도 공부하면서 그들도 인간과 똑같이 감정이 있는 생명체임을 확인할 수 있었기 때문이다. 그들의 출생 역시 인간과 다르지 않다. 강아지, 송아지, 망아지가 태어나는 것을 보면 인간이나 동물이나 이 세상에 올 때는 모두 소중한 생명체임을 알 수 있다. 더구나 갓 태어난 새끼는 사람이나 동물이나 예쁘기 그지없다.

　강아지가 태어나면 어미는 곧바로 새끼 몸을 혀로 핥고 또 핥는다. 새끼를 둘러싸고 있는 양막을 벗겨 내고, 혹여라도 따끈한 태내 속 기운이 날아갈까, 새끼 몸이 식어 체온이 떨어질까 걱정되어 이미 탈진한 기력임에도 사력을 다해 열심히 핥아 준다. 아직 눈도 뜨지 못한 새끼를 자신의 품으로 돌려 젖을 물리고 한참을 또 핥는다. 잠시 후 다시 진통이 시작되고 태내에 있던 두 번째 새끼가 밖으로 나온다. 어미는 어김없이 새끼를 핥고 또 젖을 물린다. 세 번째 진통도 그러하고 마지막 진통도 그러하다. 새끼들은 점점 어미 품에서 안정을 찾아 평화로워 보인다. 동물의 괴로운 울부짖음 따위는 전혀 없다.

개의 분만에서 배우다

개의 분만 과정을 지켜본 뒤 문득 떠오르는 감정은 부끄러움이었다. 내가 하던 분만과는 그야말로 정반대였기 때문이다. 우선 개는 분만의 고통을 우직하게 기다리고 인내한다. 어떠한 약물과 처치의 도움도 없다. 특별한 경우 수의사가 개입할 수도 있겠지만, 어미 개는 이를 스스로 해결해야 함을 잘 알고 있다. 인간이 어떠한 고통을 인내하는 능력이 절대 이보다 못하지는 않다고 나는 확신한다. 개와 소와 말도 갓 태어난 새끼를 따스하게 핥아 주는데, 인간이 열 달 동안 자기 뱃속에 있던 새끼를 보듬지 않을 뿐 아니라, 쳐다보지도 않는다는 것은 상상할 수 없는 일이지 않은가. 우리가 화초를 키울 때도 먼지가 앉을까, 영양이 부족할까 잎을 닦고 물을 주는데, 하물며 사람이지 않은가.

어찌 개와 사람을 비교하느냐고 의문을 제기할 수도 있다. 문화인과 문명인으로서의 우리 자존심이 허락하지 않는다 할 것이다. 허나 때때로 인간은 동물보다 못하다는 말을 듣곤 한다. 스스로의 자존심과 존엄을 무너뜨리는 것은 바로 우리 인간이다. 인간은 위대한 존재로서의 존엄이 있지만, 동시에 전지전능하지 못한 존재로서 겸허할 필요가 있다. 언제나 나무 한 그루, 풀벌레 하나, 어미 소 한 마리로부터도 무언가 느끼고 배우는 자세가 필요하다.

'산과의사가 어미 개로부터 출산을 배웠다'는 말은 겉보기엔 매우 우스꽝스러운 것일지 모른다. 이것은 내가 정말로 동물로부터 출산을 배웠다는 곧이곧대로의 의미가 아니다. 우리 인간의 수준이 이 정도밖에 되지 않는다는 강도 높은 선고이자 고백이다.

어미 개라면 어떤가. 나는 생명의 존엄은 이 땅의 무엇이건 모두 존중되어야 하며, 특히 인간 생명의 존엄과 고귀함을 회복하기 위해서라면 먼저 자연으로부터 배워야 한다고 생각한다. 인간생명의 위기시대인 이때, 엉킨 태아프로그래밍을 다시 풀어야 하는 이때, 우리는 낮은 자세로 다시 임해야 한다.

'벼 태교'에 담긴 지혜

빵을 만들 때 효모 발효시간에 음악을 들려주던 제빵사가 있었다. 빵을 굽고 나서 맛을 보니 훨씬 맛이 있었다. 술을 담글 때도, 국수를 만들 때도, 장을 담글 때도, 과일 농사를 지을 때도, 채소를 가꿀 때도, 우유를 짤 때도, 가축을 사육할 때도 이렇게 하니 수확량은 늘어났고, 질은 좋아졌으며, 상품의 가치가 올라 돈도 많이 벌게 되었다. 예전에는 몰랐던 사실이다. 새로웠다!

그러나 우리 한국인이 이에 대해 '새롭다'고 반응하는 것은 어색하다. 우리 조상들은 대대로 쌀농사를 지었다. 그들은 '어떻게 하면 더 많이 수확하고, 많은 돈을 벌 수 있을까?' 고민하며 농사를 짓지 않았다. 그들은 벼가 심심하지 않을까 생각했다. 매일 아침 심심한 벼에게 주인 얼굴을 보이고, 발소리를 들려줬다. 아침 일찍 논을 한 바퀴 둘러보고 오는 것은 한국 농부의 '벼 태교'였다. 벼가 주인을 알아보고, 주인의 발소리를 알아듣는다고 여긴 것이다. 벼는 병충해에 약한 작물이다. 주인이 자신을 돌본다고 느낄 때 벼의 생명력은 강해지며 모든 세포가 건강해진다는 사실을 조상들은 알았던 것이다. 그 논에서 나온 쌀을 수확해 추석에 동네잔치를 벌이고, 자식과 손자들을 배불리 먹였다. 그 자식과 손자들이 또 벼 태교로 얻은 쌀로 밥을 지어 먹으며 대를 이었다. 우리는 이들의 후손이다.

인간이 자신의 의도에 맞게 동물과 식물에게 태교를 한다는 것은 어찌 보면 부자연스럽다. 하지만 우리 조상들은 이런 부자연스러움마저 느낄 수 없는 현명하고 완벽한 태교를 행했다.

태아프로그래밍에서 우리 조상들의 태교가 의미심장한 이유는 태교의 기술이나 방법에 있는 것이 아니라, 우리가 찾고자 하는 '인간다운 문화'에 있다. 식물에 대한 태교가 그러했을진대, 인간에 대한 태교는 어떠했겠는가? 우리는 이제 동물보다 못하다고 자책만 하고 있어선 안 된다. 어미 개로부터 배우지 않더라도 조상들이 행한 역사상 최고의 태아프로그래밍을 배우고 익히면 되기 때문이다.

아기는 왜 울까?

:
:
:

   지금까지 우리는 갓 태어난 아기가 우는 것은 당연하다고 생각해 왔다. 산과의사도 아기가 울어야 건강하고 의료사고 없이 안전하게 분만되었다고 판단하며, 엄마와 아빠도 아기가 시끄럽게 울어야만 건강하게 태어났다고 생각한다. 그런데 어느 날 아기가 태어날 때 왜 그렇게 우는지 근본적인 질문을 던질 필요가 있다는 것을 느꼈다. 아기 울음소리들이 다 같은 울음소리가 아닌 것을 알게 되었기 때문이다.

   사람이 우는 소리와 표정은 수백 가지이고 모두 같지 않다. 슬퍼도 울고, 기뻐도 울고, 아파도 울고, 억울해도 울고, 행복해도 운다. 아기도 마찬가지다. 신생아실에서 배가 고파서, 기저귀가 축축해서, 목이 말라서, 열이 나서, 엄마가 그리워 우는 아기들의 울음소리와 표정이 분만실 아기들의 그것과는 근본적으로 달랐다. 아기의 얼굴과 울음소리를 관찰하던 나는 이들이 갓 태어나 극도로 괴롭고 고통스러워 혼비백산한 상태로 성대가 찢어지듯 울부짖고 있음을 알게 되었다. 무엇이 이토록 어린 생명을 괴롭게 하는 걸까?

   엄마의 진통이 시작된다. 자궁 문이 3센티미터 정도 열렸을 때 엄마는 참을 수 없는 진통으로 분만실 문을 두드린다. 몇 시간이 지났을까? 아직도 7센티미터 정도밖에 열리지 않았다. 태아는 죽을 고생을 하면서 좁은 산도를 평균 1시간에 1센티미터 정도의 속도로 내려온다. 내려오다가 힘이 들면 조금 쉰다. 이때 엄마의 진통도 조금 경감되어 엄마도 태아와 함께 쉰다.

　다시 진통이 심해지면서 태아는 엄청난 압력과 고통을 감당한다. 머리 끝에서 발끝까지 우리 몸을 강력한 탄력 붕대로 꽁꽁 감았다고 상상한다면 비교가 될까? 태아는 고강도의 피부 압력을 견뎌내야 한다. 가끔 엄마가 아파서 숨을 제대로 쉬지 못하면 태아의 산소도 부족해진다. 이러한 상황마저도 태아는 감내해야 한다.

　드디어 자궁 문이 10센티미터 열렸다. 아직도 1~2시간은 더 있어야 새로운 세상을 볼 수 있다. 여전히 갈 길이 멀고 힘들다. 완전히 탈진상태다. 마지막 사투를 하면서 태아는 차가운 첫 공기를 들이마시며 이 세상으로 나온다.

　난생처음 공기 호흡을 해보니 폐가 타들어 가는 느낌이다. 엄마 자궁 속의 따뜻한 양수에 살다가 나오니 체온조절이 어렵다. 어두운 태내 환경과 대비되는 밖은 너무 눈이 부셔 눈을 뜰 수도 없다. 열 달 내내 듣던 엄마의 심장 소리는 갑자기 들리지도 않고 낯선 사람들이 고함치는 소리만 들린다. 양수 냄새도 사라졌다. '대체 여기가 어디지?' 문득 스트레스가 밀려온다. '낯선 곳이다. 엄마는 어디에 있어요?' 묻고 싶지만 말을 못한다. 양수가 차 있어 귀는 먹먹해 잘 들리지 않아 너무 갑갑하다. '처음 듣고 보는 이들과 사물들은 다 무엇이지?' 피부에 닿는 공기가 꽤 차갑다. 춥다. 갑자기 누군가 발목을 잡고 들어 올렸다. 피가 거꾸로 솟는다. 괴롭다. 외딴곳에 홀로 던져진 것 같은 느낌이다. 갓 태어난 아기에게 세상은 이렇게 다가온다.

만족스러울 때 아기는 절대 울지 않는다

아기는 울 수밖에 없다. 모든 것이 처음이라 두렵고, 생소하고, 낯설기 때문이다. 그 생경함과 낯섦에 금방 눈을 뜰 생각조차 하지 못한다. 성인도 무서우면 눈부터 감았다가 어느 정도 안정이 되어야 눈을 뜨게 된다. 갓 태어난 아기는 오죽하랴! 따라서 아기가 할 수 있는 일은 계속 우는 것밖에 없다. 아기는 말을 못한다. 무언가 불만스럽고, 아프고, 괴롭고, 힘들 때 표현할 수 있는 것은 오직 우는 것밖에 없다. 아기가 우는 것은 따라서 '나는 힘들고 괴롭고 아파요', '나는 편안하지 못해요', '나는 어른들 도움이 필요해요'의 표현인 것이다. 아기는 모든 것이 만족스러울 때 절대로 울지 않는다. 잠을 잘 자고, 눈을 뜨고 잘 놀며, 살짝 웃거나 때론 함박 웃으며, 심지어 마주한 사람에게 재롱도 보여준다.

명심해야 한다. 아기가 우는 것은 고통과 괴로움, 아픔과 불편함, 외로움과 배고픔의 표현이란 것을. 성인이나 아기나 우는 이유는 똑같다. 성인은 그것을 참거나 감출 수 있지만, 아기는 그렇지 못하다는 점이 차이일 뿐이다.

따라서 나는 이제껏 갓 태어난 아기가 울어야 건강하다는 말은 명백히 잘못된 것임을 밝힌다. 내 경험상 분만실에서 안정된 아기들은 모두 오랫동안 울지 않을 뿐만 아니라, 생긋 웃으며 잘 놀고 눈을 뜨고 주위를 정확히 응시했다. 이때 아기들 표정이 얼마나 사랑스러운지 내 글재주로는 이루 다 표현할 수가 없다.

출생 트라우마 (Birth Trauma)

⋮

태아프로그래밍의 최대 난적이 있다. 바로 '출생 트라우마(Birth Trauma)'다. 인간은 어쩌면 이를 극복하기 위해 사활을 걸어야 할지도 모른다. '출생 트라우마'는 인간이 출생할 때 입게 되는 정신적 외상을 말한다. 내가 말하는 출생은 분만만을 지칭하지 않는다. 정확히 말하면 엄마 자궁 속 열 달 태아기, 자궁 밖으로 나오기까지 태아의 진통 시간, 세상의 빛을 보는 탄생의 바로 그 순간모두를 포함한다. 이들 중 어느 한 시기 또는 전체 과정에서 유발되는 스트레스나 상처가 '출생 트라우마'이다. 이런 게 있는지조차 모르는 사람이 많을 것이다.

인간은 여러 가지 생명의 위협을 안고 산다. 질병과 상해, 사고와 상처, 가난과 재해. 언제 갑자기 이런 일들을 겪게 될지 아무도 모른다. 그런데 태어난 후에만 이런 일들이 존재하는 것은 아니다. 출생하기 전 태내에서부터 목숨을 위협하는 것들이 있다. 약물과 알코올, 엄마의 스트레스와 만성 질병, 충격과 강한 자극, 사랑의 부재 등. 출생의 순간도 마찬가지다. 다만 그것을 무사히 넘겼거나, 아니면 트라우마를 입고 살게 되거나이다.

출생은 태아가 주도한다

먼저 아기가 태어나는 과정을 한번 상상해보자. 엄마 뱃속에서 열 달을 채운 태아는 이제 자궁 안에서의 생을 마감하고 새로운 생을 맞이하기 위해 엄마에게 신호를 보낸다. 이 대목은 대단히 중요하다.

현대 의학에서도 분만과정은 태아가 주동적인 역할을 한다고 되어 있다. 태아는 옥시토신 호르몬을 분비하면서 신호를 보내는데 이때 엄마의 진통이 시작된다. 출생은 태아 스스로의 결정으로 이루어지는 것이다. 이를 무시하고 태아의 의지와 상관없이 출산 일자를 정하고, 진통을 못 견뎌 제왕절개를 한다. '출생 트라우마'는 여기서부터 시작된다. 전혀 나올 준비가 되지 않은 태아를 갑작스럽게 꺼내는 것이 되기 때문이다.

이는 말하자면 조산(早産)과도 같다. 태아의 의지와 무관하게 태어난다면 단 하루, 단 몇 시간의 빠른 출산이라도 조산이다. 태아는 당황해서 자신이 태내에서 완비할 중요한 것을 놓치게 된다. 이것은 육체적으로는 뇌의 발달이고, 정신적으로는 엄마와 분리되고 새로운 환경을 맞이하겠다는 태아의 의지이다. 엄격히 말하면 육체적으로나 정신적으로 미숙한 채 태어나는 것이다. 이것이 태아에겐 정신적·신체적 스트레스이자, 충격적 트라우마가 될 수 있다.

나오자마자 탯줄이 잘린다. 여기서도 태아는 트라우마를 받는다. 먼저 탯줄의 기능을 알아야 한다. 탯줄은 태아가 양수 안에서 영양과 산소를 공급받는 생명줄이다. 이 생명의 끈은 아기가 출생 후 스스로 폐호흡을 할 수 있도록 산소를 펌프해 주다가 완전히 폐 호흡에 적응하면 저절로 작동을 멈추게 되어 있다. 그런데 무엇이 그리 급한지 태어나자마자 탯줄부터 자른다. 자연의 이치는 단 하나도 불필요한 것이 없다. 산소가 공급되는 탯줄을 자르면 아기는 생명의 산소를 어디서 받는가? 폐로는 아직 호흡하는 것이 서툰데 말이다.

양수 호흡과 폐 호흡의 이 '바통 터치'가 바로 그 아이의 남은 인생을 결정한다고 프랑스 산과의사인 르봐이예는 강조했다. 태교와 분만이 한 사람의 인생에 있어 얼마나 중요한지 놀라지 않을 수 없다.

아기의 몸과 마음은 안중에도 없었다

이는 어쩌면 의사로서의 무지에서 비롯된 것일지도 모른다. 아니, 명백히 그러하다. 태교연구를 하면 할수록, 태아와 임신부, 분만과 아기의 출생, 인간과 생명에 대한 연구를 진행할수록 나는 현대 의학자로서의 우매함을 깨달을 뿐이었다. 나는 아기의 몸과 마음의 상태는 안중에도 없고, 의료진들 편의로 임신부와 가족 우선으로 분만해 온 것이다. 그야말로 주인공인 태아가 소외되어 주객이 전도된 상황이었다. 사실 지금까지는 갓 태어난 아기의 심리적 안정은 무시당해 왔다. 오직 신체적인 외상이 없는 안전한 분만만을 지향해 왔던 것이다.

사람의 의식세계보다 더 중요한 무의식의 세계는 만 3세 이전의 경험에 의해 형성된다. 태아기와 출생의 순간, 생후 3년까지의 시간은 성인이 된 후에도 기억이 잘 나지 않는다. 인간은 대개 만 3세 이후만 기억할 수 있다. 이것이 지금껏 아기의 심리가 무시당한 가장 큰 이유다.

그렇지만 이 3세 이전의 기억은 뇌의 깊숙한 곳에 자리 잡아 영원히 잊히지 않는 무의식의 영역을 지배한다. 따라서 이 시기는 인간의 삶의 기저로서 이후 의식세계의 성질과 양태를 결정한다. 그 기억 속에 트라우마가 생긴다면, 태내에서 생기든 분만 시에 생기든 출생 이후에 생기든 그 것은 인생의 영원한 트라우마로 남게 된다.

태아기부터 만 3세까지 트라우마에 노출되기 가장 쉬운 시기가 바로 출생 시다. 분만진통 시작부터 분만 후 1시간까지가 트라우마를 입기 가장 쉬운 때다. 이때 무의식의 원초적 공포가 각인될 수 있다.

성인이 된 이후에도 또렷이 기억하는 트라우마를 가진 이들이 있다. 3세 이후에도 어린 시절 특정 경험을 통해 크고 작은 트라우마를 지닐 수 있고, 어엿한 어른이 되었지만 그 공포를 쉽게 떨치지 못한다. 불에 데었거나, 물에 빠져 죽을 뻔하기도 하고, 새에게 쪼여 새를 무서워할 수도, 빈방에 홀로 갇혀 폐쇄 공포를 경험할 수도 있다. 명백히 트라우마로 기억하면서도 벗어날 수 없는 것이 현실이며, 전혀 기억하지 못하는 무의식의 트라우마는 더더욱 극복하기 쉽지 않다. 언제 어떻게 생겼는지 원인을 파악하기 어렵고, 태아기부터 만 3세까지 뇌가 생성될 때 트라우마로 자리 잡은 것이기에 그러하다.

1970년대 프랑스 산부인과 의사이자 시인인 프레드릭 르봐이예는《평화로운 탄생》이란 책에서 현 분만의 잘못된 관행을 신랄하게 비판했다. 갓 태어난 신생아 입장에서 본 분만 환경을 리얼하게 묘사해 그 당시에는 엄청난 화제를 불러일으켰으나, 수십 년이 지난 지금은 단지 르봐이예 분만법으로 평가절하되면서 흔적만 남아 있다. 또 프랑스 의사인 미셸 오당 박사는 인간에게 매우 중요한 '제1의 시기(Primal Period)'가 태아기, 분만 전후, 출생 후 1년이라고 강조했다. 그가 말하는 제1의 시기에 내분비, 면역체계 등 신체의 중요 시스템이 대부분 완비된다는 것이다.

사실 선진국에서는 제왕절개율이 높은 지역이 범죄율이 높다는 연구를 오래전부터 꾸준히 접해 왔다. 우리나라도 범죄와 폭력, 각종 사건·사고, 사회 불신과 갈등에 있어 이미 인간으로서의 도를 벗어난 지 오래지만, 그것이 출생과 연관되어 있다는 것은 아무도 이야기하지 않았다.

이런 모든 정황을 고려할 때 우리가 사는 세상은 새 생명이 태어나기에 전혀 안전하지 않다. 한마디로 태아는 뿔이 단단히 나 있다. 아기들이 이런 세상에 나오고 싶어 하지 않기에 어쩌면 우리 현대인들에게 쉽게 새 생명이 주어지지 않는 것인지도 모른다. 갓 태어나 자지러지게 우는 아기들을 우리가 당연시 여겼던 만큼, 그들이 그토록 울었던 것은 당연하다. 우리가 제공한 환경에선 울 수밖에 없었던 것이다.

우리는 어느 때부터인가 서로에게 아기를 낳지 않는다고, 출산율을 끌어올려야 한다고, 한국의 미래와 운명이 경각에 달렸다고 말해 왔다. 보육시설과 제도, 육아 환경, 맞벌이 부부 지원, 교육 여건 등에 대한 개선을 외쳐 왔지만, 그보다 더욱 절실한 것이 바로 태교다. 태내 환경과 태교의 중요성, 그리고 분만과 출생에 대한 올바른 인식이 바로 그것이다. 지금 우리의 인식의 변화보다 시급한 것은 없다. 복지와 교육이라는 문명의 화려한 수혜로도 원초적인 무의식의 상처는 치유될 수 없다. '출생 트라우마'는 그래서 위험하고 심각한 것이다. 우리의 또렷한 의식으로도 제어하기 힘든 내 안의 깊은 상처. 그것은 생기기 전에 막아야 한다. 한 인간이 정상적이고 건강한 심신으로 이 세상을 살아갈 수 있도록 말이다.

제3장

생애 첫 1시간

새끼 거위와 공명한 인간

:
:
:
:

　노벨의학상을 수상하고 비교행동학을 창시한 콘라트 로렌츠 박사는 야생 거위를 길들여 함께 살면서 이들의 행동을 관찰한 것으로 유명하다. 그는 알에서 막 깨어난 새끼 거위가 고개를 들고 자신을 바라보는 어미를 정확히 응시하면서 어미를 기억하고자 하는 행동에 주목했다. 이때 새끼는 어미를 '각인'하면서 두 번 다시 오지 않는 이 순간을 평생 잊지 않는다고 했다. 알에서 깨어나 처음 본 존재를 엄마로 각인한다는 말이다. 처음 본 것이 만일 사람이면 그를 엄마로 생각하고 계속 그 사람만 쫓아다닌다.

　로렌츠 박사의 이 이야기는 나름 유명하다. 우리는 '새가 알에서 깨어나 가장 먼저 본 것을 엄마로 안다'는 얘기를 들어 어렴풋하게 알고 있다. 그것이 로렌츠 박사의 연구에서 나왔는지, 그 새가 야생 거위였는지는 몰랐더라도 말이다.

세상과 공명한다는 의미

　　　　　　동물들의 본능적인 행동을 연구하는 '비교행동학'은 우리에겐 참 낯선 이름이다. 그럼 태교는 어떠한가? 이름만 낯설지 않을 뿐 태교도 그리 친숙한 개념은 아니다. 로렌츠 박사가 '동물들의 본능'을 연구한다면 나는 '인간의 본능'을 연구한다. 엄마와 아기, 태아와 산모,

그리고 인간의 출생과 인생. 내가 태교를 연구하며 동물의 본능에 대한 책을 읽은 이유가 있다. 우리가 동물을 이해하면 그들에게서 느끼고 깨닫는 것이 생기기 때문이다.

이것은 이 책의 가장 중요한 기조다. 우리가 동물을 보고 무언가를 느끼고 배운다면 그것은 '공명'이다. 우리가 이 세상에 살면서 어떤 사물과 대상, 그것이 자연이든, 예술이든, 인간이든 그것으로부터 받은 무언가로 인해 나에게 큰 울림이 생겼다면 그것이 바로 '공명'이다.

바꾸어 말한다면, 내가 인간을 포함한 세상 만물에게 영향을 끼치고 그를 변화시킬 수 있다는 뜻이다. 이것이 어긋나면 그를 철저히 망칠 수도 있다. 여기에는 자기 자신도 포함된다. '공명'이란 서로 조화롭게 울리는 것이다. 뜻이 맞고, 마음이 맞고, 생각이 같고, 말이 통하는 것이다.

어? 자세히 보니 체질이 같고, 행동거지도 비슷하고, 성격도 닮았고, 생김새는 더욱 쏙 빼 닮았다. 부모 자식 간이 그렇다. 공명의 생리적 본질은 부모 자식 간의 관계성에 있다. 때문에 우리의 이야기는 모태에서 출발한다.

로렌츠 박사는 자신의 연구대상과 공명을 이루었기에 연구의 성과가 컸다. 비단 그에게만 해당되는 것은 아니다. 옥수수를 연구하고 노벨상을 수상했던 한 유전학자는 옥수수를 바라보면 자신처럼 느껴진다고 했다. 이들이 비범했던 것은 사실이다. 노벨상을 받는 대업적을 모두가 이룰 순 없지만, 스스로를 포함해 무수한 타자와 공명을 이루는 것은 누구나 할 수 있는 일이다. 어쩌면 그것은 노벨상의 위업보다 더욱 값지고 절실한 것일지도 모른다. 일찍이 새끼 거위와 공명한 한 인간이 있었다는 말로는 부족하다. 우리는 그것이 이야기로만 회자되지 않도록 우리의 것으로 만들어야 한다.

생애 첫 감각

.
.
.
.

　따뜻한 양수 안에 있던 아기가 이 세상 밖으로 나오는 순간을 한 번 상상해보자. 이 세상에 와서 시각, 촉각, 미각, 후각, 청각 등 오감(五感)으로 처음 느끼는 생애 최초의 감각이란 과연 어떠할까?

　그것이 어떤 것인지 선명히 기억하는 사람은 없겠지만 그 말만은 가슴을 설레게 한다. 누구에게나 처음의 기억은 강렬하고, 그 기억을 새기기 전의 기대감은 더욱 강렬한 법이다. 인간은 누구나 탄생의 순간을 경험하지만 이를 기억하는 이는 없다. 이런 생애 최초의 감각은 태아의 뇌 속 깊은 곳에 각인되어 무의식 속에서 평생 영향력을 발휘한다.

　경험했지만 기억하지 못하는 일. 무의식 속에 내재되어 엄연히 기억되고 있으나 기억하지 못하는 것으로 인식되는 기억. 이는 기억되고 있는지도 모른 채 살고 있기에 잊힐 수도 없는 기억이다. 따라서 인간의 삶에서 가장 중대한 기억이 아닐 수 없다.

　태아의 감각은 성인들처럼 완벽한 것은 아니다. 이를 두고 갓난아기는 어디까지 볼 수 있고 들을 수 있다는 식의 이야기를 많이 한다. 하지만 그런 수치적인 것보다는 '태아가 세상 문을 열고 나올 당시 총체적으로 어떤 환경을 경험했는가'가 중요하다. 여기에는 태아를 맞이하는 사람들의 태도도 포함된다. 더 정확히 말하면, '출생할 때 사랑을 받았는가'이다. 그 사랑은 아기가 생의 한 단계에서 다음 단계로 이행하는 순간을 가장 자연스럽고 무리 없이 지날 수 있도록 도와주는 역할을 한다.

태아는 엄마가 있는 바깥세상은 어떤 곳일지 궁금해한다. 이는 우리가 죽음 이후에 대해 궁금해하는 것과 같다. 태내, 생후, 사후 세계로 가기 전, 전 단계를 마감하고 다음 생을 기다리는 이들의 심리. 그 기대심리는 인간의 강렬한 본능이다. 인간은 누구나 선천적으로 이러한 본능을 지니고 태어난다.

태아의 원초적 본능

나는 미지의 세계와 신비의 세계, 우주에 대한 인간의 호기심도 근본적으로 여기서 기원한다고 생각한다. '자궁 밖의 세상은 어떤 곳일까?' 자신이 속한 시공간 이외의 곳에 대한 인간의 궁금증과 동경은 태내에서 늘 품고 있었던 것이었다. 따라서 탐험 정신과 개척 정신이 낳은 인류 역사의 수많은 업적도 '탄생'에서 기인하며, 그 탄생 순간의 성취감과 만족도는 곧 태교의 성공 여부에 달려 있다. 더 나아가 생애 최초의 순간에 품은 우리의 본능은 우리의 우주관과 세계관 형성에도 영향을 미친다. 따라서 '태아의 원초적 궁금증'을 어떻게 풀어내느냐 하는 것은 한 사람의 인생과 인류의 역사에 있어 대단히 중요하며, 이는 바로 우리의 몫이다. 태아의 원초적 본능이 풀리지 않았을 때, 좌절되었을 때, 해결되지 않았을 때, 꺾였을 때, 억제되었을 때 그의 인생 프로그래밍은 잘못되고 만다.

불완전한 오감으로도 본능적으로 감지되는 첫인상. 그것은 양수에서 공기로의 이동이라는 전환에서 정신적·육체적 트라우마를 받지 않도록 하는 것뿐만 아니라, 엄마와 아빠 그리고 세상이 나를 따뜻하게 환영해 주는가에 대한 것을 포함한다.

인간이 무언가를 기대하고 있을 때 그 기대에 부응하는 결과를 얻으면 큰 만족감과 긍정의 에너지를 얻게 된다. 또한 불안과 의심을 해소하고 안심하게 된다. '나를 알아봐 줄까? 아닐까?', '나를 좋아해 줄까? 아닐까?', '나를 반겨 줄까? 아닐까?' '태아에게 상처를 줄 것인가, 사랑을 줄 것인가?' 어느 편에 설 것인지는 우리가 택하는 것이다.

이런 첫인상은 갓 태어난 아기의 심리 형성에 결정적 역할을 한다. 삶에 대한 시각과 세상을 보는 가치관, 개인의 인격형성과 대인 관계, 직업과 건강에 영향을 미치고, 더 나아가 인생 전체를 바꿀 수도 있다. 이렇듯 태아의 첫인상은 그 아이의 무의식을 다지는 지극히 중요한 태아프로그래밍이다.

과거 내 모습이 떠올랐다. 특히 새벽에 분만하러 나오면 귀찮은 마음으로 아기를 받지는 않았는가? 그 아기가 그것을 느꼈을 것이란 생각에 가슴이 아파온다.

나는 '생애 첫 감각'의 중요성을 깨닫고는 새삼 산부인과 의사로서의 사명감을 느꼈다. 아기가 처음 이 세상에 나와서 닿는 것은 바로 나의 두 손이다. 아기가 내 손을 거쳐 인생의 첫 출발을 내디딜 때 그의 원초적 기대감을 내가 채워주자고 다짐했다.

이후로 나는 아기가 나의 손에 살을 처음 맞대어 사랑을 느낄 수 있도록, 이 세상은 사랑이 충만한 곳이라는 것이 생애 최초의 순간, 진하게 전해지도록 진심과 사랑으로 아기를 받는다.

밤낮없이 아기를 받는 고단함과 심신의 피로감은 건강하게 태어난 아기의 웃는 얼굴을 보는 순간 신기하게도 사라졌다. 그 순간 나 스스로의 정체성과 직업에 대한 가치관이 확립되었으며, 지금까지 모르던 산과의사로서의 보람도 난생처음 느낄 수 있었다. 태교연구는 나 스스로에 대한 새로운 발견이었으며, 동시에 인간에 대한 깨달음이었다.

태아의 첫인상이 '긍정과 사랑', '안심과 확신'으로 프로그래밍되면 훗날 그 아이가 세상에 '부정과 미움', '불안과 불신'을 낳는 인간이 될 가능성은 줄어든다. 그 가능성만으로도 태교의 근거는 충분하다.

우리의 무의식은 모두 가능성의 형태로 저장되어 있기 때문이다. 그것이 어느 정도 현실화할지 우리가 명백히 알 수 없는 한 그 가능성은 언제까지나 100퍼센트이다.

아이 오프닝 (Eye Opening)

⋮

갓 태어난 아기가 우는 것을 지켜보다 못해 어느 날 아기를 엄마 품에 안겨 주었다. 그렇게 울던 아기가 엄마 숨소리를 듣자마자 조용해졌다. 얼굴표정도 많이 편안해 보였다.

잠시 후 살며시 웃으려는 표정까지 보였다. 참 신기했다. 그렇게 처절한 소리를 지르며 울던 아기가 엄마 품으로 가고 나니 금세 안정이 되다니. 어른들이 이렇게 여럿 있어도 아기 마음 하나 아는 이가 없었다니. 역시 엄마가 최고였다. 마음이 안정된 다음 단계는 눈을 떠서 세상을 보는 것이다. 막 눈을 뜨기 시작했다. 좀 더 있으니 엄마를 보기 위해 노력하는 모습이 보였다. 얼굴을 들어 엄마를 찾고, 고개를 돌려 주위를 둘러본다. 아기가 이제 완전히 안정을 찾은 것이다.

엄마 품에 안겨서 눈을 뜨고 있는 갓 태어난 아기를 본 적이 있는가? 정말 예쁘고 사랑스럽다. 어른도 눈을 뜨지 않으면 표정을 알 수 없는데 아기도 마찬가지다. 눈을 뜬 모습을 보아야 아기의 표정을 알 수 있으며, 아기의 마음을 읽을 수 있다. 눈을 떠야만 엄마와 교신이 가능하고, 비로소 교감이 완성되는 것이다.

아기가 눈을 뜬다는 것은 일종의 시그널이자 표현이다. 심신이 편안하고 안정되어 자신의 주변으로 관심을 돌리고 주위를 살피기 시작한다는 뜻이다. 분만 시 아기가 눈을 뜨는지, 그리고 그 눈이 무얼 말하는지 관찰하고 그에 따른 후속 조치와 배려를 해주어야 한다.

이번에는 분만실 조명을 어둡게 해보았다. 불빛이 너무 밝으면 아기가 눈이 부실 수밖에 없다. 자궁 안에서는 환한 불빛을 본 적이 없으니까. 너무 밝은 조명도 아기에게는 자극이 되어 출생 트라우마를 유발할 수 있다. 불빛에 천천히 적응하도록 해줘야 한다. 이렇게 하니 아기가 전혀 울지 않았다. 참으로 신기했다. 분만실이 너무 조용하니 산모님이 질문을 했다.

"교수님! 아기가 왜 안 울죠?"

나는 처음에는 매우 당황했다. 어디서부터 설명을 해야 할까? 어떻게 이야기해야 잘 이해할 수 있을까?

"산모님. 아기는 울 필요가 없어요. 태어날 때 딱 한 번 울면 충분합니다. 첫 호흡할 때죠. 계속 우는 것은 건강하다는 표시가 아니라 어디가 불편하다는 표시입니다."

이렇게 간단히 설명한 나는 태교교육의 필요성을 느꼈다. 환자 한 사람당 1~2분밖에 할애할 수 없는 외래 진료실에서는 태교와 분만에 관한 내용을 자세히 설명하기가 사실상 불가능하다. 임신부와 남편을 위한 태교교육의 필요성을 절실하게 느낀 나는 병원에서 '부부 태교대학 강좌'를 열게 되었다. 강의에서도 시간 제약이 있어 못다 한 이야기를 풀어 보고자 한다.

갓 태어난 아기도 표정이 있다

출산이 임박했다. 수정부터 내내 연결돼 오던 모자의 유대관계. 한 몸이어서 너무도 자연스럽고 편안하던 관계가 이제 떨어질 때다. 분만이 대단히 중요한 순간인 이유가 바로 여기에 있다.

트라우마를 받기 쉬운 바로 그 순간에 태내 본딩을 지속시켜 주는 것이 관건이기 때문이다. 물론 쉬운 일이 아니다.

밖으로 나온 아기를 단순히 울지 않게 하려고 엄마에게 안겨 주는 것이 아니다. 자신에게 그토록 익숙한 엄마의 심장 소리를 들었을 때 아기는 즉각적으로 태내의 편안함을 연상한다. 이것은 분만 시 자칫 끊어질 수 있는 '모자본딩'을 이어 주는 좋은 방법이다. 본딩이 유지되면 아기는 편안함을 느끼기 때문에 자연스레 울지 않게 되고, 그제서야 눈을 뜰 수 있다. 태아는 엄마의 산도를 내려오며 스트레스를 심하게 받기 때문에, 태생 직후 안정은 반드시 필요하다.

'아이 오프닝'은 아기가 바뀐 환경에 제대로 적응하고 출생 트라우마 없이 안정되고 있음을 나타내는 첫 신호다. 아주 중요할 뿐 아니라, 매우 정확하고 믿을만한 신호다. 아기가 눈을 뜬다는 것은 눈으로 보는 정보들을 뇌로 보내 처리하도록 하기 시작함을 의미한다. 시각정보만이 아니다. 후각, 청각, 촉각, 미각 등의 오감 역시 동시에 깨운다. 오감을 넘어선 육감은 이미 본능적으로 깨어있다. 어떻게 알 것인가, 아기의 감각이 제대로 작동하여 건강하다는 것을?

'아이 오프닝'은 아기가 세상과 소통하기 시작한다는 것을 우리가 '가장 쉽고 가시적으로' 확인할 수 있는 방법인 것이다. 이때 아기는 오감, 아니 육감을 넘어선 모든 통로를 열고 받는 정보들을 '눈빛' 하나로 표현한다. 추운지, 숨이 찬지, 어디가 아픈지, 아니면 정말 행복한지를.

나는 태교를 연구한 이후 바로 이렇게 '아이 오프닝'으로 갓 태어난 아기의 심리와 건강상태를 판독한다. 아기의 눈과 표정은 상당히 많은 정보를 주기 때문이다. 내가 받는 태아들은 모두 눈을 떠서 분만실 문을 나가는 것이 원칙이다.

우리가 '출생 트라우마'나 '모자본딩' 같은 과학을 모르더라도, 모름지기 부모라면 출생한 내 아기가 눈을 뜨는 것을 확인해야 한다. 아기가 눈을 뜨는 그 첫 순간이 어떠했는지를 기억할 수 있어야 한다. 인간의 일생 중 가장 중요한 '생애 첫 순간'을 여는 '아이 오프닝'을 놓쳐서는 안 될 것이다. 내 아이가 자궁이라는 엄마의 보호구역을 무사히 빠져나와 장대한 인생이 펼쳐질 공간 속으로 오는 첫 순간은 그 아이에게 얼마나 소중한가! 그것을 목격해줄 사람은 부모여야 마땅하다.

내겐 분만이 매일의 일상이다. 아무 생각 없이 '아기가 잘 태어났구나, 또 한 명 분만했구나.' 태교를 모르던 내게 그 순간은 그냥 의미 없는 시간일 뿐이었다. 열 달 긴 시간 매일 대화를 나누었기에 아기를 안기 전부터 이미 눈물이 흐르는 산모님, 힘겨웠을 시간을 잘 견디고 '준비되었어요,' '괜찮아요'라며 눈을 뜨는 아기, 세상 구경이 재미난 듯 고개를 돌리며 사랑스러운 표정인 아기의 눈망울. 나는 이제 이런 것들을 느낄 수 있다.

태아사랑을 모르는 아빠와 엄마에게 아기 탄생의 그 날은 큰 의미가 없다. 첫 돌을 더욱 성대하게 치르게 마련이다. 그러나 자식이 태어나 첫 눈을 뜨는 순간의 의미를 아는 부모에게 '아이 오프닝'은 뜨거운 눈물과 절절한 감격일 수밖에 없다. 엄마의 출산은 이렇게 해야 된다.

아이가 태어나는 순간의 의미, 그 아이가 첫 눈을 뜨고 세상을 맞는 시간에 대한 배려. 그것들이 한 아이의 심신의 건강과 미래의 행복을 결정짓는다는 사실. 무엇보다 태아와 갓 태어난 아기에게 표정이 있다는 사실. 우리는 이렇게 태교와 분만, 출생에 대해 첫 눈을 떴다.

'각인'과 '본딩'

. . . .

'각인(刻印)'은 대단히 중요한 개념이다. 야생 거위가 알에서 깨어나 어미와 처음 눈을 맞추는 것. 인간의 탄생에는 이런 것이 없을까?

태아가 열 달 동안 엄마 뱃속에서 엄마와 교신하며 생각하는 것은 '나를 낳아 주는 엄마가 누구일까?'하는 것이다. 때문에 인간은 누구나 어머니를 그리워하게 된다. 이는 본능적으로 주어진 모태 심리다. 살아계셔도, 돌아가셨어도, 만날 수 있어도, 만날 수 없어도, 아니면 엄마가 누구인지 모른 채 살아가더라도 말이다. 이것은 10개월간의 자궁 속 태아기 내내 각인되어 인간의 생애 전체를 따라 다니는, 인간이면 누구나 지울 수 없는 본능이다. 나는 출생 시 이런 강렬한 본능이 채워지지 못하면 출생의 트라우마는 깊을 수밖에 없다고 확신한다. 인간이 인간답게 엄마를 만나고 확인하고 각인하는 과정은 출생에서 그 무엇보다 우선시되어야 하는 것이다.

주의 깊게 관찰해보니 갓 태어난 아기에게는 두 눈을 뜨고서 사물을 응시하는 능력이 있었다. 여기저기를 둘러보면서 사물을 바라보고 생각에 잠기는 아기를 나는 많이 보았다. 나뿐만 아니라 우리 분만실에 근무하는 간호사와 조산사들도 이를 목격했고, 지금은 이를 당연하게 받아들인다.

예전에 분만을 할 때는 눈을 뜬 아기를 본 기억이 없다. 아기가 눈을 뜬다는 것은 생각해보지도 못했을뿐더러 언제 눈을 뜨는지 관심조차 없었다. 아기가 태어나면 간호사는 먼저 필요한 처치부터 하고는 엄마에게 "딸이에요" 혹은 "아들이에요"라고 말해 주고, 잠깐 얼굴만 보여준 다음 바로 신생아실로 데려갔다. 신생아실로 옮겨 간 아기가 언제 눈을 뜨는지 아무도 관심을 갖지 않았다. 그 아기는 언제 눈을 뜨고, 무엇을 제일 먼저 보고, 또 무엇을 뇌에 각인했을까? 그 아기의 생애 첫 시각의 인상은 과연 무엇이었을까? 동물의 경우에도 분만 후 자기 새끼를 보지 못한 동물은 나중에 그 새끼를 돌보지 않는다는 연구 논문이 있다. 하물며 사람은 어떠할까? 이것은 인간의 생체 반응에 의한 매우 과학적이고 정확한 결론이다.

갓 태어난 아기는 엄마를 또렷이 응시하고, 엄마의 젖을 물고, 엄마의 체취를 느끼고, 엄마와 눈을 맞추며, 엄마의 목소리를 듣고 웃으며, 눈으로 대화를 나눈다. 뱃속에서는 심장소리와 목소리만 들을 뿐이었는데, 이제 얼굴, 표정, 눈을 보면서 엄마를 확인하고 각인한다. 엄마도 마찬가지다. 산고의 끝에서 만나게 된 아기 얼굴은 그렇게 예쁠 수가 없다. 엄마는 아기를 배 아파 낳은 만큼 예뻐하고 사랑하게 되어 있다. 아기의 눈을 내려다보며 엄마는 자신의 아기를 확실하게 각인하고, 모성을 다지고, 사랑을 확인한다. 이때 폭발적 '옥시토신 샤워'에 젖어 행복한 모자간에는 강력한 유대감, '본딩'이 형성되며, 이것은 평생토록 지속된다.

눈을 뜬 아기를 본 엄마와 그렇지 않은 엄마

눈을 뜬 아기를 본 엄마와 그렇지 않은 엄마의 모성은 달라질 수밖에 없다고 나는 자신있게 말할 수 있다. '각인과 본딩'이 잘 된 아기들과 부모들 사이에는 그 어떤 아동학대나 존속살해와 같은 반인륜적 사건이 일어날 수 없다. 아이가 엄마를 미워하거나 거부하고, 엄마가 아이를 냉대하거나 버리는 등 가족이 해체되거나 가정에 폭력과 미움이 자라날 수 없다. '모자의 각인'을 목격한 나는 이 모든 것을 본능적으로 확신할 수 있었다. 심신이 평화롭고 안정된 상태에서 출생한 아이가 심리적 장애를 겪을 확률은 거의 없다. 태어날 때 아이의 눈망울을 본 엄마가 아이를 잘못 키울 가능성 또한 지극히 낮다.

눈을 뜬 아기와 그렇지 않은 아기. 인간의 생애 최초의 순간에 맛보는 설렘과 기대, 탄생의 힘겨움 뒤에 찾아오는 평화와 기대하던 엄마와의 첫 조우. 이런 복합적인 심리를 새록새록 표현하는 갓난 아기의 눈망울은 예쁘다는 말로는 턱없이 부족하다.

우리는 모든 인간에게 탄생의 순간에 그 아름다운 눈망울을 밝힐 기회를 주어야 한다. 이것은 태어날 때 만나는 첫 대상, 그 '타자와의 공명'이 그 아이의 인생에 프로그래밍되는 순간이다. 이때 공명이 입력되지 않는다면, 태초의 결핍으로 인해 한 인간은 평생을 허덕이며 힘겹게 살 수밖에 없다. 그리고 우리가 한 인간의 탄생에서 이런 과정을 억지로 생략한다면 그것은 인간의 본능을 거스르는 것이 된다. 본능을 충족시켜주지 못한 것에 대한 부작용은 다양하게 나타나 장래에 우리 사회와 인류의 미래를 지배할 것이다. 어쩌면 우리는 이미 이를 충분히 경험하고 있는지도 모른다.

가족과의 각인

　　　　뒤에서 자세히 설명할 '사랑수탄생'을 시행한 이후로 나는 분만 후 남편뿐만 아니라 분만 대기실에 있는 가족 모두를 분만실로 모신다. 분만 시 친정어머니, 시어머니, 이모, 고모 등 가능하면 많은 가족과 친척을 병원에 오게 하고 갓 태어난 아기와 각인을 시킨다.

　'사랑수탄생'에서는 모든 가족이 아기의 탄생을 축하하고, 인간의 태곳적 아름다움을 지켜보게 된다. 이 순간은 모든 가족의 기억 속에 영원히 잊혀지지 않을 것이다.

　일반인들과 태교를 하지 않은 부부들은 갓 태어난 아기가 좀 징그럽고 무서울 것이라는 잘못된 인식을 갖고 있다. 분만실에 들어오길 꺼리는 남편과 가족들을 보면서 나는 그들의 마음을 읽을 수 있었다. 그러나 이들은 아기를 보고 난 후 한결같이 "갓 태어난 아기는 정말 예쁘다!"고 말한다. 단 한 번도 그 말을 듣지 않은 적이 없다. 일상에서 만나는 아기들도 물론 예쁘지만, 인간이 엄마 자궁에서 막 나와 행복해하는 모습이야말로 우리 모두 죽기 전 한 번은 보아야 할 아름다움이다.

　가족들 모두 내 강의를 듣지 않았고 태교와 '사랑수탄생'에 대한 나의 의도를 알지는 못하지만, 그 아기가 자라 청소년이 되고 성인이 되는 과정 속에서 분만실의 그 광경이 무엇을 의미하는 것이었는지 알게 될 날이 있을 것이다. 자신들이 그 아이의 인생 프로그래밍에 어떤 역할을 했는지 말이다.

나와 자궁을 공유했던 형제와의 각인

나는 둘째를 임신한 엄마들에게 첫째에게 태아의 태명을 자주 불러주고 이야기를 건네고 동요도 많이 불러주게 하라고 강조한다. 아이는 아이를 좋아한다. 어린이들끼리 노는 것을 좋아하는 모습을 보면 잘 알 수 있다. 이것은 또래끼리의 공명이다. 따라서 형이나 누나, 언니가 태아와 함께 시간을 보내고 놀아 주는 것은 분명 좋은 태교다.

나는 더 나아가 형이나 언니들을 분만실에 들어오게 한다. 갓 태어난 아기와 각인을 시켜주기 위해서다. 동생이 태어나는 것을 직접 목격하고 눈을 맞추고 각인이 되면 자연스럽게 형제간의 우애가 돈독해지리라 확신한다. 태어나서 며칠이 지난 뒤 집에서 동생을 만나는 것보다 훨씬 더 동생을 사랑하고 아껴줄 수 있다고 생각한다.

이 때는 갓 태어난 아기가 형과 누나를 뇌의 회로에 입력시키는 순간이며, 아이의 인생에 형제와 자매라는 개념이 최초로 생겨나는 중요한 순간이다. 여기 복많이, 덕많이 형제의 이야기를 소개하겠다.

현재 29개월인 첫아이 복많이를 통해 태교의 중요성을 많이 실감했고, 그래서 둘째 덕많이도 태교를 게을리할 수 없었다. 차이점이라면 덕많이에겐 복많이가 항상 함께했다는 것이다. 배가 나오지 않았을 때도 복많이에게 동생의 존재를 알리고, 함께 노래 불러주고, 책을 같이 보았다. 배가 불러오면서 초음파 사진을 보여주고 태동도 함께 느끼면서 동생의 존재를 느끼게 해주었다. "덕많이는 복많이에게 주는 선물이야. 둘이서 놀면 더 재미있고 신날 거야." 어른들이 "엄마 뱃속에 누가 있어?" 물으면 "덕많이", "덕많이가 누구야?" 그러면 "내 동생"이라고 답을 했다.

덕많이를 낳고 집에 오니 안아주려 하고 덕많이가 울면 "엄마, 덕많이 안아줘야 해요."라고 먼저 말해준다. 덕많이랑 25개월 차이인데 의젓하고 어른들이 걱정했던 해코지도 한 번 없었다. 25개월 아이의 마음이 참 감동적이다. 가끔 자기도 안아달라고 보채는 정도다. 복많이도 아직 아기인데 대견하기도 하다. 동생을 너무 예뻐한 나머지 뽀뽀를 많이 하고 젖병도 자기가 주겠다고 하고, 기저귀도 갖다 주고 아끼는 장난감도 "덕많아 ~ 이거 해봐." 이러면서 손에 쥐어준다. 덕많이에게 형으로서 애정이 남다른 것 같다.

덕많이 역시 교과서처럼 자라주어 산후도우미께서 이런 아기 처음 본다며 놀라셨다. 배만 부르면 푹 자고 보챔이 없었다. 신생아 때부터 밤잠도 3시간씩 자주어 피곤하지 않았다. 잠투정도 거의 없어 안아주지 않아도 누워서 토닥거리면 잠들어서 산후조리를 잘할 수 있었다. 지금도 형이 옆에 오면 입을 제비처럼 벌리고 팔다리를 파닥거리며 좋아한다. 정말 사랑스러운 아이들이다. 이러한 모든 순탄함이 행복한 태교에 의한 것이라 우리 부부뿐만 아니라 주변 사람들 모두 믿고 있다. 태교의 중요성을 일깨워주신 이교원 교수님께 감사드리며 항상 응원할 것이다.

2015년 6월, 복많이와 덕많이 엄마

형제라는 엄마의 자궁을 공유했던 그 사이가 얼마나 특별하고 값진 인연인가! 나와 유사한 태초의 경험과 기억을 갖고 있고, 또 나눌 수 있는, 손에 꼽을 수 있는 각별한 사람임을 알게 된다면 말이다. 그래서 형제자매는 서로 끌리고 남보다 끈끈하다. 이처럼 태교를 제대로 알고 나면 형제와 자매도 단순한 관계가 아님을 깨닫게 된다.

우리는 피붙이와 가끔 싸우기도 한다. 그러나 어느 날 내가 돌아갈 곳이 없어졌을 때, 남는 사람은 형제 자매뿐이다. 엄마가 세상에 안 계실 때, 내 영혼의 고향이 사라졌을 때, 그곳을 함께 그리워하며 울고 웃을 이는 누구인가를 생각해보라. 바라보는 곳이 같은 이를 미워하고 해하는 것이 얼마나 어리석은 짓인지에 대해서도 말이다.

태교를 잘한 아기가 눈을 빨리 뜬다

⋮

　요즈음 갓 태어난 아기들을 보고 있노라면 정말 시간 가는 줄 모르고 '예쁘지 않은 아기가 없다'는 생각이 절로 든다. 남이 보아도 예쁜데 엄마나 아빠는 오죽하랴! 우리 병원 분만실 가족들도 다 마찬가지인 것 같다. 모두들 갓 태어나 엄마 가슴 위에 있는 아기를 보면서 마치 시간이 정지해버린 것처럼 느낀다. 그 순간만큼은 모두가 평화롭다. 나는 분만실 가족들에게 자주 강조한다. 이렇게 예쁜 아기를 볼 수 있는 특권은 아무나 누릴 수 있는 것이 아니라고.

　대부분 '아기는 다 예쁘지 않나?' 생각할 것이다. 하지만 갓 태어난 아기는 더욱더 예쁘다. 그냥 모습이 예뻐서 예쁜 것이 아니라, 생명의 태초의 순정(純正)함이 주는 벅차오름 때문이다. 아마 이 느낌은 경험하지 않은 사람이라면 잘 이해가 가지 않을 것이다.

　나는 아기를 계속 관찰하면서 한 가지 특이한 것을 발견했다. 바로 아기가 눈을 뜨는 시간이다. 그 시간은 아기들마다 모두 다르다.

왜 아기마다 눈 뜨는 시간이 다를까?

　　　　　　　갓 태어난 아기가 울 때 엄마 가슴 위에 올려 주면 금방 울음을 멈추지만, 어떤 아기는 30분이상 엄마 가슴 위에 안겨주어도 좀처럼 눈을 뜨지 않는다. 계속 칭얼거리기만 하고 눈을 뜰 생각을 하지 않는 것이다. 눈을 뜨는데 1시간이 넘게 걸리는 아기도 있다. 이런 경우 대부분 태내 열 달간 부모와의 교감이 되지 않았고, 나오면서도 엄마와의 협동작전이 잘 되지 않아 스트레스를 많이 받았다고 본다. 안타깝지만 이런 아기는 엄마 얼굴을 보지 못하고 신생아실로 가야 한다. 아기는 아직 세상을 만날 준비가 되지 않은 것이다. 본인이 신체적으로나 심리적으로 뭔가 불편하고 괴로운 상태에선 타인과 아무것도 할 수가 없다. 엄마와의 첫 만남마저도 말이다. 엄마와 아기의 각인이 사라지는 것이다.

태내 열 달의 태교에 문제가 생겼기 때문에 눈을 뜨는 데 시간이 걸렸는데, 그것은 또 '각인의 생략'이라는 2차적 문제로 이어진다. 이들은 단계별로 서로 연결되어 있기 때문이다.

나는 왜 아기마다 눈을 뜨는 시간이 다를까 곰곰이 생각해보았다. 어떤 경우에 아기가 빨리 안정이 될까? 임신 10개월간 태교가 제대로 된 산모의 아기는 빠르게 안정을 찾고 금방 눈을 뜬다. 몸이 빠져나오자마자 눈을 뜨는 아기도 있었다. 태교를 잘한 아기는 태내 열 달간 엄마와 아기의 공명관계, 즉 사랑의 유대관계가 강하게 형성된 상태이기 때문에 심신이 건강하고 안정되어 출생하게 된다. 말하자면 출생이 좀 고되더라도 '그깟 고생 정도야'하며 담대하게 넘어갈 수 있는 것이다.

태교한 아기는 준비되어 있고 대비되어 있으며, 보호되고 있다는 뜻이다. 태교가 없다면 무방비 상태에서 예상치 못한 위험요소에 노출되는 것과 같기 때문에 충격이 커질 수 있다. 이 같은 메커니즘은 앞으로의 인생살이에 그대로 적용된다. 부모와의 사랑의 유대가 강한 가정의 자녀는 별탈 없이 잘 성장하는 것을 우리는 목격할 수 있기 때문이다. 물론 가족의 화목과 사랑이 세상 모든 모순과 문제를 해결할 수는 없다. 나의 말은 우리가 살면서 만나는 수많은 고비와 어려움의 극복에는 근본 인간 본연의 사랑이 밑거름이 된다는 뜻이며, 그 사랑의 뿌리는 바로 태교라는 것이다.

낯선 경험에 대한 적응력이란 것이 있다. 어떤 사람은 아무 어려움 없이, 또 어떤 이들은 자신만의 시간이 필요하다. 나는 적응력이란 삶을 사는 생존능력이라고 본다. 그 적응력에 따라 세상을 바라보는 시선이 달라질 수 있다.

어떤 아기들은 태내환경을 잊지 못해 바깥세상에 쉽게 적응하지 못한다. 적응하는데 걸리는 시간 동안 그 아이는 크고 작은 긴장과 두려움, 불안이 뒤섞인 일종의 복합적 스트레스를 겪게 된다. 적응력을 높여주는 것은 인생살이를 위해 대단히 중요하다. 우리는 세상 어떤 환경에 있어도, 세상 어떤 일이 닥쳐도 극복할 수 있는 능력이 있어야 하기 때문이다. 인간의 삶이 아프리카 초원, 사막과 밀림의 피비린내 나는 자연의 생존경쟁 무대와 다를 리 없다. 태어날 아이를 인생 무대로 내보내기 전 더불어 살아갈 능력을 만들어 주는 것은 부모의 의무이다. 정답은 태교다. 아기를 받아보면 태교의 차이를 느낄 수 있다.

우리 병원에서 산전 진찰을 받으며 내가 강의하는 부부태교대학 프로그램을 모두 이수하고 태교를 아주 열심히 한 산모가 부득이하게 제왕절개로 둘째를 낳게 되었다. 나는 아기가 나오자마자 태명을 불렀다. 갑자기 아기가 두 눈을 번쩍 떴다. 나는 깜짝 놀라 소리를 지를 뻔했다. 제왕절개를 하면서 태어나자마자 수술 침대 위에서 눈을 뜨는 아기는 처음 보았기 때문이다. 같이 수술하던 전공의 선생들도 놀랐다. 나는 임신부들을 진료할 때 항상 태명을 부르며 대화를 건네는데, 아마도 아기가 내 음성을 기억하고 있었나 보다. 이런 아기들은 수술 후에도 잘 울지 않는다. 방긋방긋 웃으며 여유 있게 처치대에서 엄마와의 첫 만남을 기다리고 있다.

　이런 경우라면 부득이하게 제왕절개를 하더라도 걱정을 덜 수 있다. 태교를 열 달간 열심히 했다면 아기와 엄마의 공명이 탄탄하게 다져졌을 것이기 때문에 제왕절개를 하더라도 아기의 트라우마를 줄일 수 있다. 이러한 공명관계는 험난한 출산의 든든한 안전장치가 된다. 인생이나 분만이나 열심히 준비하고 노력한 만큼 대가와 보상이 주어진다는 것은 크게 다르지 않다.

생애 첫 1시간이 인생을 결정한다

•
•
•
•

'생애 첫 1시간이 인생을 결정한다'라고 하면 믿기 어렵다고 할 수도 있다. 물론 그 한마디만을 이해하기란 어려울 수 있다. '생애 첫 1시간'이란 아기 출생의 바로 그 순간을 의미하는 의학적 시간이자, 우리가 이제껏 간과했고 지나쳤던 모든 것들에 대한 상징이다. 아무도 염두에 두지 않았고 관심 밖이었던 것들이 뜻밖에 중요할 뿐만 아니라, 우리가 중요하다고 생각하는 많은 것들을 결정짓고 있다는 사실에 주목해야 한다.

많은 이들이 부모가 되기 전 소망한다. '우리 아이는 성격이 좋았으면...' '아기가 별 이상 없이 건강하게 태어났으면...' '아이가 두뇌발달이 잘되어 공부를 잘했으면...' 이런 생각 한번 없이 부모가 되는 사람은 없다. 성격, 지능, 건강 등 결국 한 사람의 인생을 결정하는 이런 것들은 '타고 나는' 것으로, 그 뿌리가 출생에 있다. 태내 열 달에 만들어져 출생의 바로 그 순간 가지고 나오는 것이다. 여기서 후천적 가능성을 배제했다고는 하지 말자. 우리가 줄곧 말해왔던 것을 잠시 내려놓고 난생처음 내게 다가온 주제에 집중해보자. '생애 첫 1시간이 인생을 결정한다'는 결코 과장이 아님을 발견할 것이다.

생애 첫 1시간은 인생의 클라이맥스 타임

생애 첫 1시간은 '엄마와 아기의 본딩(Bonding) 형성'에 가장 중요한 순간이다. 갓 태어난 아기가 출생 후 보내는 처음 몇 시간이 엄마와의 '본딩'을 강화하는 데 대단히 중요하다는 점을 저명한 과학 저널인 《사이언스》에서도 밝힌 바 있다

열 달을 오직 서로 만날 순간만을 고대해 왔던 두 사람에게 '만나는 바로 그 순간'이 빠진다면 '본딩'은 시들해질 수밖에 없다. 영화관에서 사랑하는 두 남녀가 드디어 만나는 흥미진진한 장면에 갑자기 정전이 된다고 생각해보라. 크리스마스에 아이가 그렇게 갖고 싶다 조르던 장난감을 내년에 사준다고 한다면? 인생엔 이렇게 바라던 것을 놓치는 일들이 많지만, 아기가 태어나는 바로 그날 그 경험을 안겨줄 수는 없다. 가장 중요한 것이 타이밍(timing)이다. 의학적 '생애 첫 1시간'이란 바로 그 '타이밍'이다. 태아와 부모에겐 '클라이맥스(climax)'의 순간이다. 서로가 열 달을 열렬히 기대하고 바라던 시간이었다. 열 달만을 고대했겠는가! 어떤 부모들은 수 년간 아이를 원하고 소망했다. '생애 첫 1시간'은 그 어떤 수식어가 필요 없는 무조건 가장 중요한 순간이다.

그런데 클라이맥스란 그냥 오지 않는다. 이전 스토리가 반드시 있어야 한다. '태내 열 달 부모와 태아 사이에 어떤 이야기가 전개되었는가'가 클라이맥스의 극적 구도를 결정한다. 자기 자식을 사랑하지 않는 부모가 어디 있겠느냐고 반문할지 모르지만, 갓 태어난 아기를 맞는 모습은 정말 모두 다르다.

클라이맥스의 차이는 바로 태교에 있다. '태아사랑'의 차이는 별도의 설명을 필요치 않는다. 사랑하는 사람과 약속을 하고 카페에서 그 사람을

기다리는 것은 얼마나 행복한 시간인가? 그 사람과 만나기 전 많은 나날들을 이미 고대하고 준비하고 설레지 않는가? 그 시간도 만나는 날 이상으로 벅차다. 우리에게 그토록 명백한 사랑의 감정과 모멘트가 이제 태아에게 다가온 것이다. 태아에게 그 사랑의 향연을 펼칠 때다. 이 순간을 태아는 얼마나 원하고 기다렸겠는가!

매일 태명을 부르며 태아와 대화를 나눴던 부부는 아기가 전혀 낯설지 않다. 항상 생각하고 기대했기 때문이다. 아이를 만나는 그 순간에 대한 계획까지 가졌을 정도다. 이들 부부에겐 아이를 만나기 전부터 기대감을 주체할 수 없어 벅찬 눈물이 흐르는 반면 클라이맥스가 전혀 없는 부부도 있다. 아이를 낳고 울지 않는 부부들도 의외로 많다. 엄마는 산고로 너무 지쳤고, 아빠에게 분만실은 터부의 공간이다. 아이를 당장 보지 않아도 된다는 확고함도 목격된다. 나로선 이상한 광경이지만, 태교를 하지 않은 부부들에겐 아이를 보자마자 이름을 부르고 눈물을 펑펑 흘리는 모습이 낯간지러움이자 호들갑일 것이다.

태교하지 않은 부부에게 어색한 '눈물의 클라이맥스'는 앞서 설명한 '옥시토신 호르몬'의 폭발이다. 태내에서 모자를 엮어주던 옥시토신은 아기의 출생 직전 최고조에 다다르고 엄마와 아기가 만나는 바로 그 순간 폭발하듯 분출된다. 울지 않을 수 없는 것이다. 강의 때마다 '산모 여러분, 옥시토신 샤워에 흠뻑 젖어야 합니다!'고 말하는데, 이렇게 절정의 순간을 맞고 아이를 낳아야만 산모와 태아 모두 카타르시스(catharsis)를 느낄 수 있다. 산고의 고통과 태아의 스트레스가 후련하게 해소될 수 있다. 열 달 동안의 인내와 기다림에 대한 보상은 탄생의 그 순간 모든 에너지를 모아 터뜨리고 맞보는 행복인 것이다.

'열 달이나 품고 배 아파 낳았는데' '바깥세상을 보기 위해 열 달을 꼬박 기다렸는데' '열 시간이 넘도록 귀가 안 빠져 갇혀있다 나왔는데' 그런 내게 아무런 보상과 위로도 없다면 허무할 것이다. 인체의 자연스러운 기승전결을 따르지 않았기 때문에 엄마는 우울하고, 육아는 힘들고, 아기는 보채고, 울고, 밥도 잘 먹지 않는 것이다. 태교를 정성으로 하고 '태아사랑'의 스토리를 써보라. 여러분이 쓴 그 스토리는 남김없이 태어날 자식의 뇌에 차곡차곡 각인되어 평생 가슴 뭉클한 감동으로 보답 받을 수 있다. 생애 첫 1시간은 그렇게 다가와 여러분 인생의 클라이맥스가 되어줄 것이다.

인생 단 한 번뿐인 기회

'각인을 하지 않더라도, 생애 첫 1시간이 어찌 되었든, 나중에 키우면서 잘해주면 되지 않을까요?'라고 생각하는 이가 있을 것이다. 굳이 그렇게 하고 싶다면 그렇게 하라. 그러나 '생애 첫 1시간'이란 말 그대로 인생에서 단 한 번뿐인 기회다. 특별히 그 아이에게 말이다.

요즈음 부모와 자식 간의 반인륜적 사건이 신문에 많이 실린다. 발달장애 및 자폐 아동도 점점 늘고 있고, 원인을 알 수 없는 아이의 정서적 문제점들로 걱정하는 부모도 많다. 떼쓰고, 울고, 소리치고, 내던지고, 때리고, 고집불통에 제멋대로이며 무엇보다 부모의 말을 잘 듣지 않는다. 남들이 볼 때는 작은 문제일지 모르지만, 이런 아이들을 키우는 부모는 매우 힘들다. 또 아이 본인에겐 더없이 큰일이다. '태교를 잘했는가, 출생할 때 트라우마를 최대한 줄이고 각인이 충분히 이루어진 상태로 생애 첫 1시간을 잘 보냈는가'를 먼저 점검해야 한다.

'본딩(Bonding)', 즉 엄마와 아기의 사랑의 유대감은 한 사람의 심리적 건강에 결정적이다. 성품은 물론 그 기질과 성향, 정신적 질병의 유무를 결정한다. 수정 후 아기가 태어날 때까지 집중적으로 옥시토신 호르몬에 의한 사랑을 엄마와 아기가 주고받게 되는데, 사랑을 듬뿍 받으면 받을 수록 태아의 발육과 분만은 순조롭다. 순조로운 태내생활과 출생은 생명 이 만들어질 때 필요한 모든 것을 빠뜨리지 않게 하고 이렇게 태어난 아 기들은 심신이 건강하다. 결국, '생애 첫 1시간'은 자궁 안에서 이미 시작 된 본딩을 확인하고, 강화하고, 점검하여 지속적으로 유지시키기 위한 시 간인 것이다. 출산은 이처럼 태교와 뗄래야 뗄 수 없다.

눈을 보고 서로를 확인하는 것은 사실 너무 간단한 절차다. 그렇게 간 단한데도 불구하고 지금껏 하지 않았고 무시해 버렸다는 것이 놀라울 뿐 이다. 우리가 사는 동안 자식이나 엄마의 눈을 이렇게 정확히 오랫동안 바라보는 순간이 얼마나 될까? 이런 순간은 인생에 두 번 다시 없다. 사 랑은 말로는 어렵다. 눈빛으로는 쉽게 말할 수 있다.

'나에게는 엄마가 있다', '엄마는 나를 사랑한다', '엄마는 어떤 일이 닥쳐 도 나를 믿는다', '엄마는 나를 절대 버리지 않는다' 험한 세상 속에서 나 를 믿고 나를 사랑하는 이가 단 한 사람이라도 있다는 '확신의 무의식'은 얼마나 간절하고 소중한가. 눈을 뜬 아기와 엄마가 서로를 응시하는 것을 옆에서 바라보는 내 마음은 헤아릴 수 없이 많은 감정이 교차한다. 나는 마치 모자간의 사랑의 증인이 된 것 같은 심정으로 눈시울을 적실 때가 많다.

제4장

행복은 태교 순이다

건강한 뇌를 만드는 태교

. . . .

아기가 태어나면 '아기의 뇌'가 태어났다고 보면 된다. 자궁 속 아기 발달은 '인간 뇌의 발달'이며, 아기 탄생은 곧 '인간 뇌의 탄생'이다. 아기에게 문제가 생기면 그것은 '아기 뇌에 문제가 생기는 것'이 된다. 10개월간 주어진 모태 시간, 그것은 온전히 인간의 뇌를 위한 것이다.

태아는 한정된 자궁 속에서 뇌만 집중적으로 발달시킨다. 모든 것을 골고루 발달시켜 성숙한 생명체로 태어나기엔 시간과 공간이 턱없이 부족하다. 자궁은 아기를 크게 키우는 데 한계가 있으며, 엄마 뱃속에서 자라는 기간도 1년이 채 안 된다. 임신 초기 태아의 모습을 초음파로 보면 마치 올챙이 모양을 연상시킨다. 뇌가 가장 먼저 생겨나 뇌 부분이 전체의 약 70퍼센트를 차지하기 때문이다. 뇌가 가장 먼저 생긴다는 것은 뇌가 그만큼 중요한 기관이라는 뜻이다. 뇌가 생겨야만 몸통과 내장기관들 그리고 팔과 다리 등이 제대로 생길 수 있다. 인체의 성장과 발달은 모두 뇌 발달이 이끌고 있기 때문이다.

뇌 발달을 이끄는 메커니즘은 유전적으로 결정되지만, 뇌의 어떤 발달 단계에서든 '유전자 외적 요인(Epigenetic Factor)'과 '환경 요인(Environmental Factor)'이 유전적 조절을 변화시킬 수 있다. 우리는 이들 유전자 외적 요소에 주목해야 한다. 따라서 태아의 환경은 부모의 유전자보다 중요하다. 즉 태교는 태아의 뇌 발달에 가장 큰 영향을 미친다고 할 수 있으며, '선천적으로 타고난다'의 의미는 사실상 태내 열 달이 후천적 환경의 영향으로 결정된다는 뜻이다. 태내 시기는 인간에게 가장 중요한 뇌를 가장 먼저, 가장 우선적으로 발달시켜 미흡한 심신이 뇌의 관할 아래 출생 후 지속적으로 성장할 수 있도록 준비시키는 단계다. 이렇게 인간의 태내 발달은 단 한 치의 허술함도 허용치 않는 매우 정교하게 계획된 과정이다.

뇌의 첫 번째 삼위일체

우선 인간의 뇌 구조를 알아보자. 인간의 뇌는 크게 세 부분으로 이루어진다. 뇌간, 변연계, 그리고 대뇌 신피질. 가장 아래쪽에 자리한 '뇌간(brainstem)'은 뇌의 줄기로서 뇌의 가장 기초 부분이다. 뇌간은 인간이 숨 쉬고, 걷고, 뛰고, 감각을 느끼게 하는 곳이다. 주요 신경, 호흡과 운동 중추 등이 위치해 있기 때문이다. 말하자면 인간 생존의 필수적 기능을 담당한다. 뇌간의 주위를 둘러싸고 있는 부분은 '변연계(Limbic System)'이다. 변연계는 감정과 기억을 담당한다. 슬프면 울고, 기쁘면 웃는 인간의 가장 기본적인 감정은 변연계의 작용에서 비롯된다. 변연계의 바깥쪽으로 '대뇌 신피질(Cerebral Neocortex)'이 있다. 이성적인 사고와 판단을 하는 부분이다. 뇌 기능 가운데에서도 가장 고등한 기능을 담당한다. 이렇듯 뇌의 구조는 기초부터 고급 기능까지 단계별로 만들어져 있다.

뇌의 이런 3층 구조에 붙은 별칭이 있다. 뇌간을 '파충류의 뇌'라고 부른다. 변연계는 포유동물 이상에서만 존재하기 때문에 '포유류의 뇌'라고도 한다. 대뇌 신피질은 유인원 이상에게만 있기 때문에 진정한 '고등 생물의 뇌'다. 인간이 대뇌 신피질이 있어 고차원적 생각을 하는 고등한 생물인 것은 맞다. 그러나 아무리 고차원적 사고에 능하면 무엇하겠나. 뇌간이 파괴되어 걸을 수 없다거나, 변연계에 문제가 생겨 병적으로 충동적인 행동을 보이거나, 감정 조절이 안 된다면 말이다. 똑똑한 머리를 가졌지만 타인에 대한 공감 능력이 떨어지는 사람은 연쇄 살인마나 폭군, 독재자가 되어 세상을 뒤흔들 수 있다. 겉으로 보면 매우 정상적인 인간이다. 말하고 걸을 수 있으며, 밥도 먹고, 생각하는 것도 정상이고, 무엇보다 머리가 좋다. 그러나 이들은 뇌의 장애인들이다. 역사의 비극은 이런 사람들이 만들어 왔다. 뇌의 기능은 따라서 어느 것 할 것 없이 중요하다. 뇌의 3층 구조가 모두 정상적으로 작동해야 건강한 인간이 될 수 있다. 이것이 '인간 뇌의 삼위일체'다.

흔히 감정 표현이 없고 차가운 사람을 '독사 같다'고 말한다. 바로 독사와 같은 파충류들은 감정을 조절하는 변연계가 없기 때문이다. 그래서 머리 부분이 납작하고, 감정 표현이 없다. 조류도 마찬가지다. 새들은 슬퍼하거나 웃는 등 인간이 하는 감정 표현을 할 수 없다. 포유류부터는 뇌간을 감싸는 변연계를 지닌다. 그래서 개나 돼지나 소 등은 슬프고, 기쁘고, 아파하는 등의 감정을 표현할 수 있는 것이다. 그렇지만 이런 포유류들의 머리 모양을 보면 조류나 파충류보다는 크지만, 사람보다는 앞이마 부위가 작다. 이들에겐 대뇌 신피질이 없기 때문이다. 따라서 동물은 고도의 창조적인 작업이나 사고 등 이성적인 판단이 필요한 일은 할 수 없다.

인간에겐 대뇌 신피질이 있지만 이것이 기능을 잃을 때가 있다. 일례로 술을 많이 마셔 만취 상태가 되면 대뇌 신피질이 마비된다. 특히 이성적 판단을 하는 전두엽이 마비되는데, 이때에는 '감정의 뇌'라는 변연계만 작동이 된다. 유인원과 인간의 차이를 만드는 것이 바로 뇌의 앞부분인 전두엽이다. 이것이 진정한 인간의 뇌다. 인간의 뇌가 마비될 경우, 소변이 마려우면 아무 데서나 누고, 슬퍼지면 앞뒤를 가리지 않고 운다. 졸리면 길거리에 누워서라도 잠을 자야 한다. 화가 나면 마구 소리를 지르고, 그러다 누구를 때리고 싶으면 때리면 그만이다. 감정을 조절하지 못하는 이런 상태는 전두엽이 있어도 작용을 못 해 '인간의 뇌'가 아닌 상태이다. 이런 경우를 두고 우리는 바로 '동물 같다', '짐승 같다'라고 한다. 이 말은 어찌 시작되었는지는 몰라도 '인간의 뇌가 현재 동물의 뇌와 같은 변연계만 작동하는 상태'라는 것을 정확히 짚은 매우 과학적인 표현이다.

뇌의 성장

　　　사람의 몸은 만 8세에서부터 14세까지 급성장한다. 이 시기는 우리가 모두 아는 사춘기, 청소년기이다. 이때 어떤 외상을 받으면 치명적이며 그 후유증은 매우 오래간다. 그런데 신체적 성장이 제대로 이루어지기 위해서는 먼저 뇌가 제대로 작동해야 하는데, 뇌는 태아기부터 만 3세까지가 급성장기다. 만 3세가 되면 뇌의 무게는 약 1200그램으로, 성인의 평균 뇌 무게인 1400그램의 약 90퍼센트까지 성장한다. 즉 성인 뇌의 90퍼센트가 태아 때부터 만 3세까지 완성되는 것이다. '뇌 삼위일체'의 '생성, 성숙, 완성'의 단계가 태아기부터 만 3세까지 이루어지기 때문이다.

　뇌가 이렇게 폭발적으로 자라는 시기에 어떠한 충격이나 스트레스를 받는다면 어떻게 될까? 그것은 정말 위험하고 치명적이다. 뇌의 깊은 뿌리 부분에 그 기억이 각인되어 평생 그의 무의식을 지배하게 된다. 뇌는 또 아주 특별한 성질이 있어서 일단 손상을 받으면 회복이 거의 불가능하다. 따라서 뇌는 인체에서 가장 소중하고 각별히 관리되어야 한다. 내가 만난 어느 아이는 만 3세 때 말을 잘 듣지 않는다고 아빠에게 엉덩이를 심하게 맞았는데, 현재 6세가 되었는데도 혼자서는 잠을 못 잔다고 한다. 그때의 기억이 아이에게 무의식의 트라우마로 작용하고 있는 것이다.

뇌의 두 번째 삼위일체

《네이처》에 따르면 뇌의 실체를 좀 더 자세히 이해할 수 있다. 태아 때부터 만 3세까지의 기간 중에서도 뇌세포의 급속한 분열기가 두 번 있다. 쉬운 말로 '급성장기'다. 첫 번째 급성장기는 임신 15~20주 사이인데 이때 '신경세포(Neuron)'의 분열이 급속하게 일어난다. 신경세포의 밀도는 신생아 때 매우 높았다가 생후 6개월이 지나면서 급격히 감소하기 시작해 생후 1~2년까지는 큰 변화가 없다. 이때 어른의 1.5배 정도 되고, 이후 생후 7년 때 어른의 1.1배 정도로 감소한다. 결과적으로 신경세포는 태아 때 거의 다 만들어진다고 볼 수 있다.

요즘 흔히 말하는 '웰에이징(Well-Aging)', 즉 행복하고 건강하게 늙는 법은 뇌세포의 건강 상태에 달려 있다. 따라서 노년을 위해서도 반드시 태교를 해야만 한다.

두 번째 급성장기는 임신 25주부터 생후 2년까지로 이때는 '신경교세포(Glial Cell)'의 성장이 주로 일어난다. 신경교세포의 주된 기능은 '수초(Myelin)'라는 것을 생산하는 것인데, 수초화(Myelination)가 진행되면서 뇌 조직은 '두 번째 급성장'을 맞게 된다. 수초화란 쉽게 말해 전선의 절연체 역할을 하는 고무피복 같은 것이다. 즉 지방성분으로 이루어진 수초가 신경세포를 감싸는 과정이다. 전선은 고무로 감싸졌기 때문에 전류전달이 빠르고 효율적이다. 뇌에도 전류가 흐르는데, 수초화를 통해 뇌세포가 보호막으로 감싸져야만 신경세포의 정보처리 능력이 크게 발달한다. 또한 수초화는 신경세포가 서로 교차하는 곳에서 정보가 엉키는 현상을 방지해 주는 역할도 한다.

뇌에 대한 이해가 어렵다면 뇌 신경세포는 전선, 뇌의 수초는 고무피복이라고 생각하면 된다. 따라서 신경세포의 수초화는 신경세포의 시냅스 형성과 더불어 인간 지능 발달의 관건이라 할 수 있다. 이 시기에 산모가 스트레스를 받거나 바이러스나 세균에 감염이 되든지, 약물이나 방사선에 노출이 되든지 또는 영양결핍이 된다면 태아의 뇌는 막대한 타격을 입는다. 성인들에게서 주로 나타나는 '다발성 경화증'이 바로 수초 문제로 인해 신경전달에 결함이 생기는 무서운 질환이다.

그럼 '시냅스'란 무엇인가? 전선이 모두 잘 만들어졌다. 이제 전류를 어떻게 흐르게 하는가? 전선을 콘센트에 꽂아야 한다. 시냅스는 신경세포와 다른 신경세포 사이의 작은 접합 공간으로 신경신호를 전달하는 곳이다. 정상적으로 만들어진 신경세포들이 서로 연결되고, 정보를 전달하는 과정인 것이다. 우리가 콘센트에 전선을 꽂듯이 완전히 끼우는 것이 아니라, 신경세포들은 서로 떨어져 있으며 시냅스는 그 사이의 일종의 공간이다. 인간의 뇌에는 수천억 개의 신경세포가 있는데, 그 중 하나의 신경세포는 다른 수천 개의 신경세포와 시냅스를 형성할 수가 있다.

대뇌 신피질의 시냅스는 임신 8.5주에 형성되기 시작해 임신 15주부터 다량 증가한다. 시냅스의 밀도는 영아 때 더욱 증가해서 생후 1~2년에 최고치에 달한다. 이때 성인 시냅스의 약 1.5배까지 도달한다. 그런데 시냅스의 밀도는 2~16세에는 감소되기 시작하고, 16~72세에는 거의 일정하다.

만들어진 지가 언제라고 벌써 감소되기 시작할까? 인간의 뇌는 정말 알 수 없다. 뇌는 일단 형성된 시냅스라도 추후 잘 사용하지 않는 것들은 가지치기를 해서 없앤다. 따라서 태내에서의 환경이 생후에도 지속적으로 이어지게 해야만 뇌가 건강하고, 아이의 감성과 지성도 정상적으로 발달할 수 있다. 이것이 아이의 건강과 교육을 위해 어른들이 반드시 인간의 뇌 구조를 알아야 하는 이유다.

사실 뇌의 진정한 가치는 시냅스 형성에 달렸다. 신경세포들이 얼마나 어떻게 연결되느냐 하는 것이 바로 인간의 무한한 능력을 만들기 때문이다. 1개의 신경세포당 시냅스의 숫자는 출생 시 1만 개 정도 되는데, 만 1세가 되면 신경세포 1개당 10만 개 정도의 시냅스가 형성되어 가장 많은 시냅스를 연결하고, 그 후로는 시냅스의 소실이 일어난다. 만 7세가 되면 시냅스의 밀도는 성인의 1.3배 정도다. 신경세포의 숫자를 대략 1000억 개라고 하면, 뇌에서 연결되는 시냅스는 '천문학적인 것'이 된다. 사실 인간의 수리체계로 그것을 가늠하기는 어렵다. 그냥 우주의 별처럼 많다고 이해하는 것이 빠르다.

지금 태아의 뇌에 다운로드 되고 있다

이제 우리가 아이의 뇌 발달을 위해 어느 시점에 어떤 일을 해야 하는지 떠오를 것이다. 많은 이가 태교 하면

'지능발달'을 떠올리는데 이는 맞는 말이었다. 태내에서 뇌가 발달한다는 중요한 사실을 어렴풋이 알고 있다는 뜻이다. 그러나 인간에게 중요한 것이 지능만이 아니므로 그것은 또 완전한 정답이 될 수 없다. 우리가 태교에 대해 알고 있던 사실에 새롭게 더해져야 하는 것들이 있다.

뇌 신경세포의 증식과 수초화, 시냅스는 또 하나의 '뇌의 삼위일체'다. 뇌간과 변연계, 대뇌 신피질과 함께 이 두 가지 삼위일체는 모두 공명의 원리로 작동된다. 서로의 조화와 협력. 그것은 각각의 단계가 있을 뿐만 아니라 전체가 하나의 통일된 과정이기에 하나가 깨지면 뒤이어 다른 것에도 문제가 발생한다. 따라서 태교를 안일하게 생각해선 안 된다.

뇌가 성인이 된 이후에도 새로운 시냅스를 만들 수 있고, 신경 연결망의 새로운 구축도 가능하다는 '뇌의 가소성'에 대한 연구가 최근 주목을 받고 있다. 즉 '뇌가 더 이상 자라지 않고 노화만 된다는 성인도 뇌를 발달시킬 수 있다'는 가능성의 제시다. 그렇지만 내가 여기서 강조하고자 하는 것은 '인간 뇌의 탄생'이다. 먼저 뇌가 제대로 만들어져야 훗날 뇌의 가소성에 대한 가능성도 열릴 수 있다. 태교를 하지 않아 기본과 토대, 뿌리와 근본이 부실한 뇌를 갖고서 가소성 운운하는 것은 씨를 뿌리지 않고 열매를 수확하고자 하는 요행과 다름이 없다. 뇌의 가소성을 최대한 발달시킬 밑거름 역시 태교다.

거듭 말하지만, 뇌 발달은 유전적으로 설계되는 것이 아니라 환경에 의해 후천적으로 형성된다. 태내부터 만 3세까지를 놓치면 안 된다. 뇌간이 만드는 인간의 생물학적 건강, 변연계가 관장하는 인간의 감성적 완성, 대뇌 신피질이 맡고 있는 인간의 인간다운 면모와 탁월한 지성. 이 삼자의 조화와 균형이 바로 인간의 행복 조건이다.

뇌 신경세포의 형성, 신경세포를 보호하는 수초화, 완성된 신경세포들끼리 연결되는 뇌의 무한 정보망. 이 삼두마차가 인간 행복을 이끌고 간다. 인간의 행복은 태교 순이다. 여러분이 주는 일체의 것들은 지금 태아의 뇌에 빠짐없이 다운로드되고 있다. 우리의 행복은 태어날 때 이렇게 프로그래밍되고 있다.

적당한 스트레스는 태아에게 더 좋다?

⋮

뇌가 가장 싫어하는 것이 스트레스다. 적당하게 스트레스를 받는 것은 오히려 뇌 건강에 좋다는 이야기를 들은 적이 있다. 잘못된 상식이다. 뇌가 좋아하는 것은 건강한 자극이지 스트레스가 아니다. 스트레스를 받아 뇌 성장과 건강이 증진된다면 분만실과 종합병원을 다니는 고위험 산모와 각종 환자들은 어떻게 설명해야 할까? 경중은 다르지만, 이들의 공통된 문제는 모두 '몸에 좋다는 그 스트레스'에 있기 때문이다.

임신 32주 차인 산모가 갑자기 양수가 터지고 진통이 와서 분만실로 왔다. 양수가 많이 빠져서 서둘러 분만을 진행하고 아기는 인큐베이터에 들어갔는데 자가호흡이 원활하지 않아 인공호흡기를 달았다. 이 산모는 태교를 상당히 열심히 했던 사람이다. 분만 후 산모에게 왜 양수가 갑자기 터졌는지, 특별한 일은 없었는지 조심스럽게 물어보았다. 산모는 조금 망설이더니 양수가 터진 그 날 저녁 매우 화가 나는 일이 있어서 어떤 사람과 전화로 심하게 다투었다고 했다. 그러고 난 후 30분이 지나 배가 사르르 아프기 시작하더니 3시간 뒤에 양수가 터져서 병원에 오게 되었다는 것이다.

임신부가 화를 내는 것은 정말 큰 스트레스다. 임신부는 절대로 화를 내면 안 된다. 화가 나는 일을 피해 가는 슬기도 필요하다. 주변 사람들도 임신부를 화나게 해서는 안 된다. 스트레스는 모든 병의 근원이며, 엄마와 태아에게 가장 나쁘다. 얼마나 놀라고 충격을 받았으면 곧장 조산으로 이어졌을까. 32주 차에 출생하여 인큐베이터에서 오랜 시간을 보낼 아기를 한번 생각해보라. 엄마의 자궁이 아닌 곳에서 자라는 것은 결핍이고, 트라우마를 낳을 수 있다.

스트레스가 불러온 성 정체성의 혼돈

여기 의외의 '출생 트라우마'가 있다. 한 인간의 '성(性) 정체성 혼돈'이 바로 그것이다. 지금까지 동물실험으로 증명된 뇌의 중추신경계의 성(性) 분화과정을 살펴보자. 인간을 포함한 포유류는 수정될 당시의 염색체에 의해 성별이 결정된다. 이것은 신체의 성별이다. 그런데 '뇌의 성 분화'는 임신 중기에 일어난다. 신체가 남자라면 뇌가 '남자의 뇌'로 되어야 하며, 신체가 여자라면 뇌가 '여자의 뇌'로 만들어져야 한다. 그런데 인간을 포함한 포유류의 뇌는 처음에는 '여성의 뇌'로 분화되는 것으로 예정되어 있다. 따라서 뇌의 성 분화는 남아에게는 매우 중요한 과정이다. 남아일지라도 뇌의 성 분화가 잘 이루어지지 않으면 '여성의 뇌'를 갖고 태어나는 불행이 발생하기 때문이다.

태아의 뇌가 임신 중 자궁 안에서 '남성호르몬'의 자극을 받지 못하면 예정대로 여성의 뇌로 발달한다. 태아의 뇌가 남성화가 될지, 여성화가 될지는 임신 중 분비되는 남성호르몬에 의해 결정된다. 그 남성호르몬이 바로 '테스토스테론(testosterone)'이다. 테스토스테론은 임신 중기부터 태아의 고환에서 분비된다. 이 호르몬의 영향으로 여성의 뇌로 발달되고 있는 태아의 뇌는 남성의 뇌로 분화되기 시작한다. 그런데 이때 산모가 스트레스를 받으면 테스토스테론 분비에 문제가 생겨 뇌의 성 분화에 매우 심각한 결과를 초래할 수 있다.

성 정체성에 관한 문제는 인류의 공통된 이슈인데, 그 역시 태교에 의해 결정된다. 뇌의 성 분화는 진정한 여자 몸과 남자 몸을 만든다. 몸이 남자냐 여자냐가 중요한 게 아니라, 남자의 뇌와 여자의 뇌를 가져야만 인체는 진정한 남성성과 여성성을 획득할 수 있는 것이다. 이러한 내용을 뒷받침하는 연구 결과가 《사이언스》에 다수 게재되었다. 첫 번째 소개할 내용은, 임신 기간 중 스트레스를 많이 받은 어미 쥐에게서 태어난 수컷 새끼 쥐가 여성스러워졌고 그 행동에서 남성다움이 없어졌다는 내용이다. 즉 스트레스로 인해 수컷 쥐의 고환은 작아지고 남성 호르몬인 테스토스테론 분비가 줄어든 것이다. 반면에 스트레스는 어미 쥐와 새끼 쥐의 부신 피질(Adrenal Cortex)을 자극하는데, 이때 다량으로 분비되는 호르몬은 남성호르몬 중 비교적 작용이 약한 '안드로스텐디온(Andro-stenedione)'이다. 쉽게 말하면, 강한 남성호르몬인 테스토스테론의 분비는 감소하고, 약한 남성호르몬인 안드로스텐디온의 분비가 증가해서 결과적으로 수컷 새끼 쥐의 남성스러움이 감소된다는 것이다.

산모가 남아를 임신했는데 임신 중에 스트레스를 많이 받는다. 그러면 남자 태아의 고환에서 분비되는 남성호르몬의 작용이 약해져 태아가 훗날 남성스러움이 적어지고 언행이 여성스러워질 수 있다. 현대 사회에 만연한 남성의 여성화, 여성의 남성화는 태내 환경의 영향일 가능성이 높다.

남성의 몸을 가졌지만 여성의 뇌를 지닌 채 태어난다면 그 깨진 인체의 공명은 어떻게 할 것인가? 아이의 뇌가 발산하는 불가항력적인 여성성은 아이 인생을 송두리째 앗아갈 수 있다. 인체를 뇌에 맞추어 여성으로 개

조할 수도 없고, 태내에서 프로그래밍 된 '성의 정체성'을 정반대 성향으로 바꾸기란 사실상 불가능하다. 이것은 우리가 한 사람의 성 정체성의 자유와 권리를 인정하거나 인정하지 않는 인권의 문제가 아니다. 이것은 한 인간의 건강과 인류의 생존 문제이다.

두 번째로 소개할 연구가 있다. 쥐는 한 번에 새끼를 여러 마리 낳는데, 어미 쥐가 암수 성별이 섞인 새끼들을 임신한 경우와 동일 성별의 새끼들만 임신한 경우를 비교한 것이다. 두 마리의 수컷 쥐와 함께 태어난 암컷 쥐. 새끼들이 모두 암컷인 어미에게서 태어난 암컷 쥐. 이 암컷들은 어떻게 달랐을까? 수컷 쥐와 함께 태어난 암컷 쥐의 행동을 관찰해보니 자라면서 조금씩 과격해졌다. 이들은 소변으로 영역표시를 많이 하고 발정주기도 불규칙한 반면에, 암컷만 있던 자궁에서 태어난 암컷 쥐는 훨씬 매력적이고 수컷 쥐에게 성적으로 자극적이었다. 즉 자궁 안에서 수컷 쥐와 함께 자란 암컷 쥐는 수컷 쥐에서 분비되는 남성호르몬의 영향을 받아 남성다운 성향을 드러낸다는 것이다.

세 번째는, 임신 중 스트레스를 받은 쥐에게서 태어난 암컷 새끼 쥐들이 나중에 임신을 했을 때 임신 성공률이 떨어지고 자연유산을 많이 했으며, 임신 기간도 길었고, 새끼 사산율이 높은 것으로 나타났다는 내용이다. 이로 미루어, 태교는 훗날 딸의 임신에까지 영향을 미칠 수 있음을 짐작할 수 있다.

임신 중 스트레스를 관리하라

태내 열 달은 정말로 자식의 인생을 결정하

는 아주 중요한 시기다. 딸이 시집을 가서 아이를 낳는 데 난관이 많다면, 엄마가 태교를 어떻게 했는가를 따져 볼 필요가 있다. 이 경우, 딸을 갖고 태교를 제대로 하지 못하고 스트레스를 많이 받았을 가능성이 있다. 이처럼 임신 중 스트레스는 태아가 남아든 여아든 모두에게 악영향을 끼칠 수 있다. 엄마의 임신 중 스트레스는 무의식의 저장고 속에 담겨 대물림되기 때문이다.

이 밖에 임신 중 스트레스는 기억을 담당하는 뇌의 중요 조직인 해마의 신경증식을 억제해 학습 장애가 유발된다는 쥐 실험 결과도 있다. 아이가 주의력이 약하고 산만하며 학습에 대한 집중도가 현저히 떨어진다면 임신 중 받은 스트레스가 원인일 수 있다.

뇌 발달 장애는 남아에게서 두드러지게 나타난다는 연구결과가 있다. 사실 ADHD도 남아에게 훨씬 많다. 이 원인에 대해서는 유전적 요인이 관련 있다고 언급되는데, 뇌 성숙도 면에서 남아가 여아보다 느리기 때문에 스트레스에 훨씬 취약하다는 연구 결과도 있다. 즉 남자 태아는 뇌 신경의 성숙이 여아보다 천천히 진행되기에 여러 가지 환경적 요인, 특히 임신 중 스트레스 관리에 더욱 각별한 주의를 기울여야 한다는 것이다.

현대인들은 많은 스트레스 속에 생활하기 때문에 산모도 예외가 아니다. 오랜 진료경험으로 스트레스가 많은 산모의 태아는 발육이 잘되지 않는 것을 발견한다. 태아가 작고 잘 크지 않으며, 조산아로 출생하기도 한다. 스트레스는 태아의 성장단계의 한 시점에서 그 어떤 작용도 할 수 있다. 현대인에게 스트레스가 만병의 근원이듯, 태아의 스트레스 관리는 만병통치의 명약이다.

트라우마 없는 인간이 최고의 복지

⋮

　태교를 연구하면서 임신 중의 뇌 발달과 스트레스의 영향에 대해 우리가 지금까지 너무 무지했고 안일했다는 생각이 들었다.

　"직장 다니면서 야근 한 번 안 해본 사람 있나? 임신이 무슨 벼슬도 아닌데, 유난스럽긴.", "아기 가졌어도 할 일은 해야지. 오히려 다른 동료들에게 피해 안 가도록 더 열심히 일해야죠.", "요즘 같은 경쟁시대에 아이 가졌다고 쉰다면 뒤처지기 딱 좋죠. 이제 한 식구 더 늘어나는데 더 열심히 일해야죠.", "태교? 그게 뭐 별거예요? 나도 임신해 봤지만 대충 먹는 것 조심하고, 잠 잘 자고, 운동 좀 하면 열 달 지나고 아기 낳아요" 임신한 친구와 동료에게 이런 식의 이야기들을 건넨 사람이라면 정말 수준미달이라 할 수 밖에 없다. 직접 이런 말을 하지 않더라도 우리 사회에 만연한 이런 시선을 받게 될 때 임신부는 불편함과 죄스러움, 압박과 강박감에 시달리게 된다. 이런 환경에서 태어나는 아이는 과연 어떤 상태일까?

　가축이 사육될 때 받는 스트레스는 몸속에서 유해 단백질을 생성하는데, 그것은 아무리 가열해도 없어지지 않으며 인간에게 그대로 전달된다는 연구 결과가 최근 한 매체에 보도되었다.

　그 스트레스는 누가 준 것인가? 우리 인간이다. 유해 단백질을 섭취한 인간이 건강할 수 있는가? 암과 같은 무서운 질병은 가축들의 아픔과 고통이 만든 결과물이라 할 수 있다. 우리가 남에게 준 것은 우리에게 다시 돌아온다. 가축 사육이 태교와 다를 것이 없다. 세상에 태아프로그래밍이 있다면, 고기프로그래밍, 과일프로그래밍, 쌀프로그래밍, 생선프로그래밍도 있는 것이다. 김치프로그래밍은 또 어떤가.

조상들은 김치를 담글 때 우리는 상상할 수도 없는 정성과 사랑을 바쳤다. 채소가 몸을 다칠까 칼로 자르지 않고 손으로 다듬었다. 양념 재료들 역시 칼로 다져 몸을 상하게 하는 것이 아니라 절구로 찧고 갈았다. 상처 입지 않은 재료로 담근 김치는 커터로 갈아 만든 지금의 김치와는 확연히 다른 깊고 생생한 맛을 냈다. 발효 과정에서는 김치가 숨을 쉬도록 살아 있는 그릇이라는 옹기에 담았다. 김치를 담그는 과정에서도 험한 파동이 깃들지 않도록 입을 창호지로 가리고 말을 삼갔다. 이는 태중 아기가 듣는다며 임신부 앞에서 말을 삼가던 조상들의 태교법과 똑같은 것이다. 말이 파동이며 만사만물에 침투된다는 것을 조상들은 어떻게 알았을까? 이렇듯 우리 조상들은 인간을 대하는 것과 똑같이 자연을 대했다. 스트레스를 푼다고 식재료를 함부로 다루거나 온갖 잡담을 하며 요리를 하는 것은 진정한 인간의 요리법이 아니며, 인간의 음식이 아니다.

"제발, 임신부를 편히 쉬게 해주세요"

나는 스트레스가 심한 직장에서 일하는 임신부들이 진심으로 걱정된다. 직장을 다니는 임신부들을 진료하면서 그들 대부분 스트레스에 시달리는 것을 보았기 때문이다. 평범한 주부들보다 직장 여성들의 임신 기간 행복지수가 훨씬 낮은 듯하다. 얼굴빛이 좋지 않고, 기운이 없으며, 외식이 대부분인 식사로 일관하다 보니 영양도 부실하다. 엄마 상태가 좋지 않으니 당연히 태아도 작다. 아기가 잘 자라지 못하는 것이다. 현실적으로 어려운 일이지만 그들이 직장에 다니는 것을 말리고 싶을 정도다. 나는 그들을 대신해서 말하고 싶다.

"제발 임신부를 편히 쉬게 해 주세요. 임신부를 괴롭히지 말아 주세요. 임신부를 따스한 마음과 정성으로 배려해 주세요. 여성의 100년 인생 중 가장 주목받아야 할 열 달을 맞은 그녀를 우대해 주세요."

임신 중 스트레스에 대한 연구결과는 흘러넘쳐 일일이 열거하자면 끝이 없다. 학계에서 스트레스를 트라우마의 주범으로 인정했다는 뜻이다. 임신 중 스트레스는 태어난 아이가 걸음마 단계에 접어들 때 지적능력과 언어발달에 문제를 가져올 수 있다. 임신 중 남편이 사망한 임신부에게서 태어난 아이들의 정신분열증과 범행률은 높다. 자살을 시도한 임신부의 조기진통과 제왕절개율이 높았고, 조산, 호흡곤란증, 저체중아, 영아기 사망이 많다. 또한 임신을 부정적으로 생각하거나 낙태를 시도한 임신부에게서 태어난 아이는 청소년기에 범죄자가 될 가능성이 높다는 연구도 있다. 엄마가 임신중독증과 같은 분만합병증이 있는 경우도 마찬가지다. 임신 중 마약을 한 엄마의 아이는 자살률이 높다.

미국에서 보고된 역학연구에 따르면, 임신 21주에서 32주 사이에 임신부가 스트레스를 많이 받으면 아이의 자폐증 빈도가 증가하는 것으로 나타났다. 미국에서 발표된 또 다른 연구는 직장에서 스트레스를 많이 받을수록 조기진통으로 인한 저체중아 출산위험률이 높다는 결과를 내놓았다.

임신 중 엄마의 심리적·육체적 건강상태 및 영양과 섭생 등 전반 생활환경이 아이 장래를 어떻게든 프로그래밍하고 있는 것이다. 엄마의 생활

환경이 아무리 잘되어 있고 영양섭취가 훌륭하더라도 스트레스를 많이 받으면 아이의 미래에 문제가 생길 가능성이 매우 높다. 임신부가 스트레스를 받지 않도록 가족뿐만 아니라, 직장 동료들, 사회가 배려를 해 주어야 하며, 더 나아가 국가에서 제도적 뒷받침을 해 주어야 한다.

임신 중 스트레스로 인해 태아에게 생기는 문제 중 가장 흔한 것이 저체중이다. 저체중아를 가볍게 보면 안 된다. 단순히 체중만 미달되는 것이 아니다. 태내에서 한 생명으로서 갖추어야 할 것들을 갖추지 못하고 태어났기 때문에 성장 과정에서 만나는 각양각색의 스트레스와 위험인자에 취약할 가능성이 높다. 저체중아로 태어난 아이가 성인이 되었을 때 고혈압, 심장 질환, 비만 등이 생길 가능성이 높다는 것은 바로 이런 이유 때문이다. 비단 성인병뿐만이 아니다. 최근에는 스트레스를 많이 받은 엄마에게서 태어난 아이가 훗날 ADHD, 언어발달장애와 같은 감정장애나 인지장애를 갖게 될 위험성이 증가한다는 연구결과들이 발표되고 있다. 특히 남편과의 불화로 인한 스트레스를 받을 때 더욱 증가한다고 한다.

나는 게임, 알코올, 도박, 폭력, 성욕에의 중독과 편향성도 태아 때 받은 트라우마가 원인일 것이라고 여긴다. 이들은 한 개인의 인생을 넘어 사회의 문화를 파괴하고 국가의 중대문제가 된다. 트라우마를 일으키는 주범이 바로 스트레스다. 태아기와 분만 시의 스트레스는 트라우마를 남길 수 있기 때문에 태교를 잘해야 한다.

나는 한 인간에게 트라우마를 입히지 않는 것이야말로 인간 최고의 복지라고 생각한다. 그것이 가장 기초적이고 가장 확실한 복지라고 여긴다. 그리고 그것은 스트레스로부터의 자유에서 시작된다.

제5장

누구를 위하여 종은 울리나

수정에서 공명을 배우다

···

　트라우마 없는 출생이 왜 중요한지 이해하려면 우선 여성의 체내에서 수정이 이루어지는 메커니즘부터 파악해야 한다. 정자와 난자가 결합한 수정란이 엄마 자궁 안에서 태아로 성장한다는 것은 누구나 다 아는 사실이다.

　수정은 어떻게 이루어질까? 사실 이는 의학 교과서에조차 잘 설명되어 있지 않다. 꼬리 힘이 센 정자, 즉 100미터 달리기 시합을 하듯 난자에게 가장 먼저 도달하는 정자가 난자와 결합한다는 속설도 있다. 그러면 정자와 난자는 서로 다른 극의 자석과 같이 만나기만 하면 자동적으로 결합하는가? 그렇다면 얼마나 좋겠는가. 고민할 것이 전혀 없다. 엄마와 아빠가 계획한 대로 아기가 척척 생길 테니 말이다.

　그런데 실상은 그렇지 않다. 이상하다. 수억 마리 중 선택된 단 하나의 정자와 매달 모태에서 배란되는 하나의 난자가 만나는 과정이 계속 반복되지만, 왜 100퍼센트 수정이 이루어지지 않을까? 어떤 경우에는 수정이 되고, 또 어떤 때는 되지 않는다. 왜 그럴까? 그리고 그 이유는 뭘까?

　여기서 잠깐 여러분이 짝을 만난 과정을 떠올려 보자. 지구상의 수많은 사람 중 오직 그 한 사람. 그 사람을 어떻게 만나고 사랑하게 되었을까? 우리는 서슴지 않고 '서로 잘 맞는다, 서로 통한다'라고 이야기한다. 이런 개념이 인체에도 있으니 이를 '공명(共鳴)'이라 한다. 글자 그대로 '함께 운다', '함께 울린다'라는 뜻인데, 어떤 것들끼리 서로 잘 맞고 잘 통해 함께 반응한다는 의미다.

원래 공명은 물리학이나 음향학 분야의 한 이론인데, 보통 공명은 '소리 굽쇠'로 설명한다. 'Y'자 모양의 소리굽쇠 2개가 있다고 가정하자. 만약 이 소리굽쇠들의 주파수가 같거나 2배의 차이가 나면 서로 공명하게 된다. 예를 들어, 하나의 소리굽쇠가 200Hz(1분에 200회 진동)이고 다른 하나가 200Hz이거나 400Hz, 800Hz 등이라면, 하나의 소리굽쇠를 때렸을 때 떨어져 있는 다른 소리굽쇠도 자동적으로 소리를 낸다.

인체를 보자. 우리 몸은 심장, 위장, 간, 폐 등의 기관으로 구성되어 있으며, 각 기관은 조직으로 이루어져 있다. 조직은 또 세포로 구성되고, 세포는 분자로 분자는 원자로 구성되어 있다. 거꾸로 올라가 보자. 원자와 원자가 결합해 분자를 이룬다는 사실은 잘 알 것이다. 분자가 모여 세포를 이루고, 세포는 결합해 조직을 형성한다. 조직이 합쳐져 기관이 되고, 기관이 모여 인체를 이룬다. 이들이 어떻게 하나의 유기체로서 온전히 결합되어 존재할 수 있는가? 뿐만 아니라 뇌는 명령을 전달하고 각 기관과 조직이 이를 수행한다. 음식물이 들어오면 입과 식도, 위와 장, 간, 방광, 항문 등이 순차적으로 제각기 맡은 일을 처리한다. 귀는 어떤 소리를 듣고 그것이 종소리인지 새소리인지를 뇌가 인식하도록 한다. 이러한 인체 작용의 모든 원리가 바로 공명이다.

뇌의 호르몬 분비를 예로 보자. 우울증에 관여한다는 신경전달물질인 세로토닌이 뇌의 시냅스에서 세로토닌 수용체와 어떤 이유에서든지 공명하지 못하면 우울증이 생긴다. 현대 의학에서는 세로토닌이라는 분자수준의 신경전달물질이 어떻게 세포수준의 수용체와 결합하는지 그 기전을 정확히 모르고, 단지 볼트와 너트가 만나듯이 그냥 결합한다고 보고 있다. 이를 '양자의학'에서는 신경전달물질과 그 수용체 사이의 공명으로 해석한다. 즉 신경전달물질의 주파수와 그 수용체의 주파수가 공명하면 에너지가 이동된다는 뜻이다.

이 세상 만물은 고유의 주파수가 있으며, 그에 해당하는 음이 닿을 때 공명한다. 공명은 자연계에서 스스로 에너지가 이동되는 매우 중요한 현상이다. 공명은 쉽게 말하면 조화다. 인체는 매우 정교하고 치밀한 물리적·화학적 유기체로서 서로 조화를 이루어 생명을 유지한다. 이러한 조화로움, 즉 공명이 어긋나고 깨지고 멈추는 것이 바로 신체의 질병과 죽음이다.

배반의 시대

생명체의 수정에는 숨어 있는 근본원리가 있다. 정자와 난자의 수정은 서로 주파수가 맞는, 다시 말하면 서로 공명하는 개체끼리 결합하는 고도의 세밀하고 정교한 작업이라고 필자는 생각한다. 정자가 빨라서도, 난자가 소극적이어서도 아니다. 가장 **빨리** 도달한 정자라 할지라도 자신과 공명하지 않는 난자라면 주위에서 배회한다. 물론 난자 역시 자신과 맞지 않는 정자에게는 문을 열지 않을 것이다. 난자와 정자 모두 수정에 사활을 건다. 이는 생명의 자기 본능이다. 본능적으로 자신과 맞는 주파수를 찾아 열심히 달리고, 또 열심히 막는다. 이런 모습은 수정이 '정자의 일방적인 **빨리** 달리기 경주'라는 속설과는 전혀 다른 것이다.

수정이 달리기 경주라니, 이 얼마나 유치한가! 인체는 우리 생각처럼 그리 허술하지 않다. 그것은 가장 치열한 생애 단 한 번의 죽음의 레이스다. 정자는 난자에 접근하기도 전에 반 이상이 죽는다. 난자까지 도달하는 과정 자체가 매우 거칠고 험난하기 때문이다. 또한 난자에 도달한다 해도 수정되지 못하면 죽음을 맞을 수밖에 없다. 수정과정을 들여다보면 인생도 이와 똑같음을 알게 된다.

인생에서 어떤 것을 성취하는 것은 정말 어렵다. 나의 가장 소중한 것을 바쳐야 할 때도 있다. 그것은 나의 젊음일 수도, 나의 재산일 수도, 나의 신념일 수도 있다. 인간은 모두 세상에서 자신이 제일이라 여기며 자기 하고 싶은 대로 행동하고 먹고 마시며 살지만, 실은 자신의 몸에 대해서도 잘 알지 못한 채 살고 있다. 그러나 인체와 자연의 원리를 알게 되면 인간은 자신의 어리석음을 깨닫고 겸허해진다. 인간 생명의 수정의 원리 하나만으로도 말이다.

인간이 진화된다면 바로 이런 경우일 것이다. 우리는 우리의 시작이 어떠했는지 몰랐기 때문에 지금 이렇게 살고 있다. 공명의 원리로 생성된 나는 그 원리에 반해 살고 있지는 않은가? 우리는 우리가 만들어진 대로 살지 않았다. 그렇기 때문에 몸이 아프고, 마음이 우울하며, 일하는 보람이 없으며, 사는 것이 불행한 것은 아닌가?

우리가 우리의 원시 모습에서 생명의 근본을 찾은 것은 크나큰 행운이다. 성인의 모습에선 쉽게 찾을 수 없는 것이었기 때문이다. 그것은 우리가 태어나 자라면서 잃어버리기 쉬운 것이었다. 때 묻고, 유혹되고, 성내고, 중독되고, 싸우면서 순수한 태초의 근본은 사라진다. 공명의 원리대로만 살기는 참으로 어렵다. 공명은 우리 인체 메커니즘이기 이전에 우리의 본질이기도 하다. 이제 우리는 원시에서 출발해 그 모습 그대로, 그 원

리 그대로 아기가 되고, 어린이, 청년, 성인으로 진화하면서 다시 프로그
래밍 돼야 한다.

1+1=2, 2÷1=2

　　　　　　수정의 공명은 태아와 산모에게로 고스란히 이어진다. 공명
의 원리로 생성된 '인간의 알'은 그 원리 그대로 성장할 수밖에 없기 때문
이다. 따로 떨어진 물체끼리도 공명하는데, 태아와 엄마는 한 몸을 이루
고 있지 않은가. 엄마와 태아의 공명은 이렇게 명쾌하다. 이들의 심신이
서로 공명 관계에 있다는 것은 지극히 당연하고 자연스러운 일이다.

　심장박동 하나만 보아도, 실제로 산모의 심박 수는 1분에 평균 72회,
태아는 평균 144회로 정확히 1:2의 비율로 공명하고 있다. 1:2란 결국 같
은 것이다. 이름과 모습만 다를 뿐 결국 나와 같은 또 다른 나는 나의 부
모, 그리고 나의 자녀. 인간관계는 결코 계산이 아니지만, 우리는 태아
와 산모의 공명 비율에서도 우리 모습을 볼 수 있다.

　수학에서 인생으로 넘어온다면, 1:2와 같은 가장 기본적이고 가장 보
편적인 인간관계란 부모와 자식 간이 아니겠는가! 하나 더하기 하나는 둘
이 되고, 둘에서 하나를 나누어도 둘이다. 나를 더해 나보다 큰 무엇이 되
고, 나를 나누어 나와 같지만 나보다 더 나은 나를 만드는 관계. 엄마는
이런 마음으로 태내에서 자식을 기르는지도 모른다.

열매가 익어 꼭지를 따다

．
．
．

출생 시 받는 정신적 트라우마는 아기 심신 상태와 무관하게 진행될 때 발생한다. 탯줄을 자르는 것도 여기에 속한다. 태아와 산모의 공명의 관점에서 볼 때 분만 후 탯줄을 빨리 자르는 것은 매우 위험할 수 있다.

난생처음 하는 폐호흡이 갓 태어난 아기에게 쉬운 일일까? 성인이 수영장에서 호흡을 하다 물을 마신 상황을 상상해보자. 폐로 갑자기 공기가 아닌 물이 들어가면 우리는 낯섦과 신체적 고통을 느끼게 마련이다. 공기를 마시는 성인에게는 물이, 양수를 마시던 태아에게는 공기가 신체적·정신적 괴로움을 유발한다. 따라서 아기가 폐호흡에 익숙해지고 공기라는 환경에 적응하려면 시간이 필요하다. 생애 첫 1시간을 반드시 지켜주어야 한다.

르봐이예는 그의 저서 《평화로운 탄생》에서 탯줄을 자르는 시점에 관해 다음과 같이 묘사했다.

아기가 엄마 자궁 속에서 나온 순간 탯줄을 끊어 버리는 것은 극도로 잔인하고 해로운 행위다. 탯줄을 잠시 그대로 두는 것만으로도 탄생의 경험 전체가 바뀐다. 첫 호흡으로 아기는 독립과 자치와 자유로 가는 길에 첫발을 내딛는다. 이 변화에 많은 부분이 관계되어 있다. 변화가 느린지, 급격한지, 과격한지, 공포를 불러일으키는지에 따라 평온한 탄생과 비극이 갈린다. 변화가 너무 돌발적이면 앞으로의 삶에 흔적을 남긴다. 발생되는 모든 변화를 위협으로 간주하게 될 것이다.

르봐이예의 글에는 탄생의 본질과 의미가 모두 담겨있다. 우리는 '양수로부터 공기로'라는 태초의 이동과 전환 과정이 별것 아니라고 여겼다. 작고, 미숙하고, 어리다고 해서 그들의 경험이 중요하지 않은 것은 아니다. 표현을 못 하고 말을 못한다고 해서 그들에게 희로애락이 없는 것이 아니다. 우리는 그들을 왜 우리보다 못하다고 여기는가? 이것은 우리의 중대한 착각이자 과실이다.

안정된 폐호흡에 소요되는 시간은 아기마다 다르다. 어떤 아기는 1분만에 능숙하게 할 수도 있고, 어떤 아기는 5분이 지나서야 적응하기도 한다. 이 시기에 탯줄을 빨리 자르면 어떻게 될까? 탯줄로부터 산소 공급을 받지 못하면 유일한 산소 공급처는 폐호흡뿐이다. 이때 폐호흡이 익숙하지 않은 아기는 당황한다. 탯줄로부터 산소가 올 것으로 생각하고 있다가 갑작스레 호흡 곤란이 닥쳤기 때문이다. 육체적·심리적으로 매우 큰 압박이며 부담이다. 그리고 아기는 극심한 스트레스 속에서 힘들게 공기에 적응할 수밖에 없다. 이것이 출생 트라우마를 유발한다는 이야기다.

나는 이 사실을 깨우친 다음부터는 출생 후 탯줄이 연결되어 있는 상태로 아기를 엄마 가슴 위에 올려 주었다. 엄마 몸의 일부분으로 생활하던 태아가 자궁 내의 생을 마무리하고 새로운 세계인 공기로 나와 독립적인 개체로 스스로의 호흡을 처음 시작하는 순간이었다. 아기가 완전히 안정된 폐호흡을 할 때까지 탯줄은 산소를 가득 실어 나르며 뛰고 있었다.

뛰고 있는 탯줄이 주는 기적

인체의 신비는 이런 명장면에서 나온다. 아기

가 엄마의 신체와 분리되는 순간은 공명이 깨질 확률이 매우 높다. 한 몸 안에서 건강을 돌보고 서로를 보호하던 공명 시스템은 각자의 몸으로 분리되는 순간 무너지기 쉽다. 이때 서로를 연결하던 공명의 끈이 아기와 엄마가 완전히 독립된 개체가 될 때까지 마지막 임무를 다하고 있는 것이다. 이런 사실을 깨우치면 인체의 생명원리에 눈물겨운 경외감을 갖게 된다. 뛰고 있는 탯줄을 보면 누구라도 그것을 가차 없이 자르지 못한다. 그 사실을 알고서도 숨이 통과하고 있는 숨줄을 끊는다는 것은 아기의 트라우마가 아닌 나의 트라우마가 될 것이기 때문이다.

나는 아기의 얼굴을 보았다. 아기의 표정은 말할 수 없이 편안했다. 지금까지 내가 보아 온 고통스러운 표정으로 울던 아기가 아닌, 무엇으로 표현하기 힘든, 형용하기 어려운, 굳이 알맞은 단어를 찾자면 태초의 고요함 그 자체였다.

탯줄의 박동이 멈추고 탯줄이 완전히 말랐을 때 아빠에게 탯줄을 자르게 했다. 태아의 탄생이 마무리되는 순간이었다. 그동안 너무 무지한 채 통상적으로 분만을 해온 것이 후회되었다. 그렇지만 누구를 탓하고 원망할 사항이 아니었다. 모든 책임은 내게 있었다. 지금부터라도 내가 탄생을 도와주는 아기에게는 꼭 이렇게 해주자고 마음속으로 다짐했다.

한번은 아기가 너무 힘들게 나와서 나오자마자 호흡을 잘하지 못했다. 과거에는 바로 탯줄을 자르고 처치대로 옮겨서 아기를 자극해 울게 했다. 산과의사는 아기가 울 때까지 기다리는 시간이 매우 초조하고, 아기가 울면 그제야 안도의 한숨을 쉬게 된다. 그렇지만 지금은 그렇게 하지 않는다. 힘들게 나온 아기가 호흡이 조금 서툴더라도 탯줄을 자르지 않고 내가 안고 있다. 아기의 태명을 자그마한 목소리로 불러 주면서 탯줄의 박동이 계속되는지 관찰한다. 탯줄이 계속해서 잘 뛰고 있으면 그냥 관찰해도 아기가 청색증에 빠지지 않는다. 산소가 부족하지 않다는 신호이기 때문이다. 시간이 조금 지나면 아기의 폐호흡이 안정된다. 물론 아기의 호흡 상태가 많이 좋지 않다면 탯줄을 빨리 자르고 처치대로 옮겨서 소아과 의사의 도움을 받아야 한다.

분만 후 탯줄 자르는 시간에 따른 태아 상태를 비교한 논문이 많다. 최근의 연구들을 보면 생후 탯줄을 늦게 자른 경우에, 신생아 빈혈을 예방하고 혈압을 안정적으로 유지시켜주는 등의 장점이 많다. 일부 보고에서는 취학 전 아동의 뇌 기능을 향상시킨다고 되어있다. 여기서 '늦게 자른 경우'란 출생 후 2~3분부터 탯줄 박동이 멈출 때까지를 말한다. 사실 취학 전 아동의 철분결핍은 세계적으로 흔하다. 탯줄을 기다렸다 자르면 30~40% 혈액량이 늘어나고 영유아의 철분결핍을 개선할 수 있다. 철분은 영유아기 뇌 발달에 상당히 중요한데, 부족하면 인지기능과 운동능력에 장애가 올 수 있다. 아이에게 빈혈이 있는지 잘 모르고 넘길 수 있기 때문에 주의가 필요하다.

찰스 다윈의 할아버지는 뛰어난 의사였는데, 그는 1796년 출간된 책에서 탯줄을 바로 자르는 것은 신생아에게 매우 위험하다고 썼다. 신생아에게 가야 할 피가 태반에 상당 부분 남게 되기 때문에 건강이 약해질 수 있다는 이유에서였다.

내가 사는 동네에 감나무들이 있다. 매년 가을이 되면 출근길에 빨간 도장이 여기저기 찍히고 발이 미끄럽기도 했다. 어쩌다 운이 나쁘면 머리 위에 '감 모자'를 쓰기도 했다. 빨간 도장 길을 헤쳐 걸으며 나는 그 길에 감나무가 있음을 비로소 알게 되었다. 열매가 열리든 말든, 감잎이 떨어지든 말든 누구 하나 관심 없던 그 감나무를 올려다보며 나는 느꼈다. 감이 빨갛게 익어 저절로 꼭지가 떨어지듯이 생명의 열매 역시 열리고 따는 때가 따로 있다는 것을. 설익은 것을 따려 하면 잘 따지지 않을 뿐만 아니라 맛도 없다.

인간 생명의 열매도 마찬가지다. 멈추지 않은 태맥을 끊는 행위는 아기에게 트라우마를 줄 수 있으므로 탯줄을 자르는 때가 따로 있음을 알고 기다려야 한다. 새 생명을 얻는 일은 서두른다고 되는 것이 아니다. 여기선 감에 관한 옛 속담이 달라져야 한다고 생각한다. 아기를 기다리는 것은 마치 감나무에서 감이 떨어지길 기다리듯 우직해야 한다. 감이 익으면 아무런 힘을 들이지 않아도, 아무런 상처 없이 순조롭게 떨어지듯이 생명의 열매도 그렇게 얻어야 한다.

태아가 보내는 신호

.
.
.

    임신은 우리가 흔히 생각하듯 엄마가 태아에게 모든 걸 주는 게 아니다. 임신 중 공명이란 엄마로부터 태아로 가는 '일방통행'이 아니다. 놀랍게도 태아가 엄마에게 많은 신호를 보내면서 공명이 유지되고 있다. 태아도 자신의 생명을 지키는데 적극적이다. 태교는 양자 간의 매우 긴밀한 소통이자 교류인 것이다.

    내가 태교에 관심이 많다는 것을 아는 지인이 태교의 중요성에 대해 다음과 같은 이야기를 들려주었다. 자신의 친척 중 임신한 여성이 있었는데, 그녀가 임신 중기에 접어들었을 때 아버지가 사고로 목숨이 위태로운 상태였다. 아버지와 아주 각별하던 그녀는 그날부터 간절히 기도했다. '아버지가 이대로 돌아가셔서는 안 됩니다. 아버지를 살릴 수만 있다면, 내 배 안에 있는 새 생명과 바꾸어도 좋습니다. 차라리 이 아기를 데려가고, 아버지를 살려 주십시오.'라고 말이다. 그렇지만 아버지는 결국 돌아가시고 말았다. 얼마 후 그녀가 출산을 했는데, 놀랍게도 아기의 귀가 들리지 않았다. 지인은 이에 대해, 태내에서 아기를 포기해도 좋다는 엄마의 간절한 기도를 듣고 아기는 큰 충격을 받았고, 더 이상 듣고 싶지 않아 스스로 귀를 막았다고 판단했다. 나는 충분히 그럴 수 있다고 생각했다. 태아 심리학을 연구하는 이들은 태아기부터 인간의 심리 작용이 시작된다고 믿는다.

1996년에 영국에서 발표된 논문을 살펴보면, 핀란드에서 11,017명의 산모를 조사한 결과 '원치 않는 임신'을 한 엄마로부터 태어난 아기에게서 정신분열증 빈도가 높게 나타났다. 이것이 무엇을 의미하는가? 태아는 엄마 뱃속에서 엄마의 생각과 감정을 그대로 느끼고 있는 것이다. 엄마가 태아와의 공명을 바라지 않으면 태아도 엄마와의 공명을 끊어 버린다. 이것이 유산이다. 부모로서 태아에게 내리사랑을 먼저 주어야 한다. 태아와 엄마가 한 몸이니 공명이 저절로 된다고 생각하면 큰 오산이다. 공명이 잘되려면 서로의 역할이 적극적으로 작용할 수 있음을 알고 노력하는 것이 필요하다.

모든 것을 태내의 열 달이 좌우한다는 사실을 나는 분만 때마다 실감한다. 태교가 안 된 산모의 분만은 확실히 진행이 느리고 상당히 힘겹다. 내가 어떻게든 트라우마를 줄이기 위해 노력해도, 공명의 태교라는 기본이 되어있지 않기 때문에 역부족인 것을 느끼곤 한다. 여러분께 소개할 분이 있다. 나는 이 산모님의 글을 읽고 감동을 받아서 한참을 설레었다.

안녕하세요?

강북삼성병원을 만나고, 이교원 교수님의 부부태교대학 강의를 듣게 된 건 저와 남편, 그리고 태중의 아이에게 정말로 큰 선물이었습니다.

임신 초기부터 자연출산을 다짐하고 있었지만 미처 상상할 수 없었던 입덧의 고통으로 생명의 위협을 느낄 정도로 많이 괴로웠고, 하루하루를 눈물로 버티며 몇 주 만에 6-7kg의 체중이 감소된 채로 집 근처 산부인과 검진을 간 날입니다. 의사 선생님께서는 밝은 목소리로 '아기가 아주 건강하네요.'라는 말씀을 해주셨는데, 그때 저의 솔직한 심정은 안심이 되는 마음과 동시에 '내가 이렇게 힘든데 어떻게 지음이는 건강할 수 있지?'라는 의구심, 원망이었습니다. 이날 이후로 '지음이 때문에 내가 이렇게 힘든 거구나, 내가 아무리 힘들어도 지음이는 그저 건강한 거구나.'라는 생각이 저를 지배하게 되었습니다.

임신 6-7개월까지도 입덧의 증상은 지속되었고, 몸 상태가 안 좋다 보니 사회인으로서의 저의 역할도 '0'에 가까웠지요. 그래서 저에게 임신과 출산은 그저 힘든 것, 모든 것을 희생해야만 하는 과정이 되어버렸습니다. 마치 '임신 트라우마'라는 것이 있다면 이런 게 아닐까 싶었고, 임신 중의 마음이 행복하지만은 않았습니다. 그러던 중에 강북삼성병원으로 옮기고 이교원 교수님의 강의를 듣게 되었습니다.

음악태교, 음식태교의 내용 모두 정말로 놀랍고 필요한 부분이었지만, 저에게 충격이었던 것은 엄마와 아이의 '공명', 즉 관계에 대한 것이었습니다. 뱃속의 태아를 사랑하고 소중히 여기는 마음보다, 불평의 대상으로 여겼던 마음이 컸던 저에게 태아는 엄마의 생각과 감정을 모두 느낄 수 있고, 그것이 출산의 과정과 아이의 인생에 영향을 미친다는 강의 내용은 제게 충격이 아닐 수 없었습니다.

그날부터 어색하게나마 태중의 아이와 대화를 시작했습니다. 남편은 아이와 정말로 자연스럽게 대화를 잘 해왔었지만 저는 그렇게 부자연스러울 수가 없더라고요. 그래도 조금씩 이야기를 건네고 대화의 시간을 늘려갔습니다. 그런데 신기한 일이 벌어지기 시작했습니다. 태아와 대화를 하는 시간을 늘려가며 그렇게 하루하루를 보내는 중에 입덧의 힘든 증상들이 줄어들고, 결국엔 사라지더라고요.

'막달까지 입덧하는 산모가 있다더니 그게 나인가 보다.'라며 체념하고 있었는데, 그게 아니라 태아와 저와의 공명이 되지 않았기 때문에 서로가 많이 힘들었던 거였어요. 지금은 음식을 먹을 때든, 화장실을 갈 때든, 언제든 태아와 자연스레 대화를 나누는 엄마가 되었습니다.

또 한 가지는 36주가 지나도록 지음이의 머리가 위쪽에 있었고 교수님께서는 만약 출산 전까지 내려오지 않으면 수술을 통해 출산을 해야 한다고 하셨지요. 자연출산을 꼭 하고 싶었기에 매일 고양이체조를 하며 지음이와 끊임없이 대화를 했습니다. '지음아, 엄마 골반이 있는 쪽으로 머리를 돌리면 지음이와 아빠, 엄마가 정말 아름다운 과정을 통해서 만날 수 있어.'라고요. 자연출산 리허설 날짜를 잡던 날, 조산사 선생님께서 '그날도 지음이 머리가 위에 있으면 리허설은 할 필요가 없습니다.' 라고 하셨는데... 두둥! 리허설 날짜에 딱 맞춰서 지음이의 머리가 아래를 향하고 있었습니다.

이 날 이교원 교수님께서 해주신 한마디는! '지음이가 엄마와의 매듭을 완전히 풀었네요.'

이제 출산을 2주 정도 앞두고 있습니다. 대부분의 산모들이 막달에 몸이 힘들어진다고 들었는데, 웬걸요! 전 지금 임신 중 가장 최적의 컨디션을 유지하며 잠도 잘 자고, 속도 편하고, 운동도 열심히 하면서 지내고 있답니다. 이교원 교수님의 강의 덕분이라고 자신 있게 말할 수 있고요.

이 강의를 통하여 부모로서의 저와 남편, 그리고 이 사회의 소중한 구성원으로서의 제 아이에게 긍정적인 변화를 가져왔음에 진심으로 감사드립니다.

이제 출산의 과정이, 그리고 아이의 하루하루가 정말 기대됩니다!

누구를 위하여 종은 울리나

태교란 결국 엄마와 태아가 서로 공명이 잘 유지되도록 하는 모든 것을 말한다. 나는 태교가 세간에서 흔히 통용되는 임신 중 외국어·예술·기술·수학 교육과 같은 광범위한 태내교육 개념으로 인식되어선 매우 곤란하다고 생각한다. 태어나기도 전에, 아기 얼굴도 모르는 채 요란스럽게 무슨 교육을 한단 말인가? 태교는 이러한 것이 아니며, 이런 식으로 행해져서는 안 된다.

나는 태교의 원래의 의미나 말 자체를 바꾸려는 생각은 없다. 단지 태교라면 고개를 돌리는 사람들에게 태내 열 달과 탄생의 순간, 생후 3년간의 잃어버린 가치를 되찾아 줄 필요성을 느낀다. 산과의사로서 내가 보는 진정한 태교란 엄마와 태아 간의 생물학적·의학적·정신적·인간적 공명관계를 지키는 것이다. 그것이 가장 바람직한 태교다.

그러면 왜 태교(胎敎)에는 '교육(敎)'이란 의미가 담겨 있을까? 나는 아기를 임신한 열 달 동안 엄마가 태아에게 무엇을 가르치는 것이 아니라, 오히려 엄마가 배우는 것이 아닐까 생각한다. 엄마가 되는 법, 생명을 잉태하고 낳는 법, 자연의 일부로서의 생명이 사는 원리와 그 생명을 대하는 도리에 관해 말이다. 태교가 엄마와 태아만의 것이 아니라 우리 모두의 일인 이유가 바로 여기에 있다.

산의 정상에 올라 외쳐 본 적이 있는가? 내가 외친 것을 그대로 울려주는 맞은편 산마루. 산과 산이 마주 보며 하는 일이 이런 대화일지 모른다고 생각하면, 동화 속에서나 나오는 얘기라 생각할 것이다. 그러나 이는 정확히 맞는 말이다. 사물이 울림을 받아 주고 울려 줄 수 있는 것은 특정 울림이라는 그 주파수에 반응한다는 의미다. 공명이란 결국 소리의 대화이다. 우리는 세포와 미립자, 장기와 조직에 이르기까지 모두가 하나의 종과 같다. 음식을 먹을 때, 말을 할 때, 생각을 할 때, 전화를 걸 때, 컴퓨터를 볼 때, 사람을 만날 때, 잠을 잘 때는 모두 인체로 입력되는 정보들과 대화를 하고 종을 울리는 것이다. 인체와 공명하면 종이 울릴 것이고, 그렇지 못하면 메아리도 없고 공명의 종은 망가져 버린다. 인체는 그야말로 수백조 개의 작은 종들을 담은 큰 종이자 공명통이다.

당신이 아이를 가졌을 때 누구를 위해 종을 울릴 것인가! 태아를 볼 때 태아의 종과 공명할 것인가? 타인을 만났을 때 그와 당신의 종은 누구를 위해 울릴 것인가? 인간은 누구를 위하여 종을 울리는가?

제왕절개는 공명을 깨뜨린다

.
.
.

　우리나라가 제왕절개율이 가장 높은 국가들에 속하는 것은 누구나 다 아는 사실이다. 유난히 사주팔자를 중요하게 생각하는 국민정서 때문에 특정한 일시를 잡아서 제왕절개를 하는 경우도 흔하다. 분만 시 촉진제를 많이 사용하기 때문에 예기치 못한 제왕절개를 하는 경우도 드물지 않다. 무엇보다 제왕절개나 자연분만이나 크게 다르지 않다고 생각하는 산모가 많아서이기도 하다. 우선 아픔을 참지 못하고, 출산 시 아픈 이유와 의미를 모르기 때문에 무조건 참는 것은 또 힘들고, 제왕절개를 하면 될 것을 굳이 참을 이유조차도 못 느끼는 것이다.

　태아에게 '출생'이란 양수에서 공기로의 공간 이동을 준비하고 체험하는 '생애 최초의 자기계발이자 자기극복'의 순간이다. 태내에서 100년의 미래 인생을 위한 자기계발을 하는 것이다. 또한 산도를 내려오면서 평균 10시간의 진통을 겪으며 난생처음 '극기'를 경험한다. 10시간의 산고는 엄마에게도 대단히 중요하다. 출산은 아이를 낳은 '엄마'로 심신이 탈바꿈되는 매우 중대한 순간이다. 이러한 산고의 시간은 태아와 산모 모두에게 앞으로의 인생을 살아가는 데 있어 매우 중요한 밑거름이 된다.

　그런데 제왕절개는 어떠한가? 자연상태에 담긴 것들을 인위적으로 제어하고 제거하게 되는 것이 문제다. 이렇게 되면 산모와 태아는 자연분만 시 주어지는 혜택을 누릴 수 없게 된다. 확실히 태아와 산모에게 부담이 많은 분만법이다. 산모와 태아에게는 출산과 출생자체가 일종의 스트레스에 노출되는 비상상황인데, 제왕절개는 그 스트레스로부터의 회복이 느린 분만법이기 때문에 그러하다. 태아는 성장발달이 아직 진행 중인 상태이기에 더욱 그러하다. 회복되지 못한 스트레스는 정신적·신체적 트라우마가 되어 남게 되고, 이들은 아이의 인생행로 전체를 뒤바꿀 수 있다.

태아에게 자연 면역력을

정상분만으로 태어난 신생아는 분만 직후 아드레날린과 노르아드레날린이 다량으로 분비되는데, 이 호르몬은 탯줄이 잘린 후에도 아기가 호흡을 잘할 수 있도록 돕는다. 반면 제왕절개로 태어난 신생아는 이 호르몬의 분비가 충분하지 않기 때문에 호흡곤란증에 빠지기 쉽다. 때문에 제왕절개는 여러 가지 부작용의 위험이 높은 출생법인 것이다.

또한 제왕절개로 태어나면 소아 당뇨병, 아토피, 천식, 음식 알레르기, 비만 등에 걸릴 확률이 높다는 연구결과도 있다. 그것은 엄마의 산도를 통과하면서 수많은 미생물에 노출되어 면역력을 기르는 과정을 놓친 것에서 기인한다. 엄마의 산도를 통과하면서 산도내 미생물에 노출된 아기는 자연 면역력을 획득한다. 성장하면서 접촉하는 각종 미생물을 스스로 방어하고 저항할 힘은 이때 만들어진다. 태아에게 자연출산은 의학적으로 매우 의미 있는 천연백신을 맞는 기회인 것이다. 이는 '생애 최초의 면역 백신'이라 할 수 있다. 이렇듯 자연출산의 수혜에서 벗어나면 트라우마에 노출되기 쉬워 인체 기능과 면역력, 정서상태와 사회적 적응력 등이

취약해질 가능성이 높다.

엄마는 어떤가? 제왕절개를 하면 여성의 몸이 엄마가 되기 위해 꼭 필요로 하는 절차를 건너뛰게 된다. 엄마로서의 몸, 엄마로서의 마음을 만드는 신체적 준비가 미완성으로 그치는 것이다. 따라서 수술 후 처음 아기를 보았을 때 자연출산한 산모보다 아기에 대한 애착을 덜 느낄 수밖에 없다.

출산 후 갖는 아기에 대한 애착은 신체 호르몬의 자연스러운 작용이다. 자연출산보다 제왕절개한 산모의 산후우울증이 더 심한 것은 아기와의 본딩이 제대로 형성되지 못한 탓이다. '옥시토신 샤워'를 하지 못했기 때문이다. 제왕절개는 산모와 태아 모두에게 좋지 않은 것이다. 따라서 제왕절개 후 모자 본딩을 증진시키기 위해서는 산모가 긍정적으로 아기를 인식하고 좋은 감정을 가질 수 있도록 주위에서 도움을 주어야 한다.

아기와 엄마는 함께 있어야 한다

·
·
·

아기가 건강하게 태어났다. 한참 살을 맞대고, 눈을 마주치고, 서로를 확인했다. 순조롭고 공명된 분만이었다. 이제 아기는 신생아실로, 엄마는 입원실로 갈 차례다. 이때 나는 한 가지 공통점을 목격했다. 대부분의 아기들이 엄마와 떨어져 신생아실로 갈 때 많이 우는 것이었다. 엄마 가슴 위에서, 사랑수 안에서, 분만실에서 노래와 사랑의 편지가 들릴 때는 조용하던 아기들이었다. 나는 아기가 태어난 지 1시간이 훨씬 지난 후에도 아기는 여전히 엄마 곁에 있고 싶어 한다는 것을 알게 되었다.

몸은 분리되었어도 마음은 아직 완전히 분리되지 않았다. 당연하다. 인간의 뼛속 깊숙이, 온몸의 세포 곳곳에 깃든 이런 엄마를 향한 마음. 엄마는 인간 영혼의 영원한 이상향이자 고향이며, 안식처다. 때문에 엄마와 자식 간의 마음의 공명은 평생토록 끊어질 수 없는 것이다.

태어난 직후 엄마와 아기를 같은 공간에 있게 하는 것은 역시 공명의 원리를 지키기 위해서다. 엄마와의 공명은 출생 후에도 미숙한 육체의 성장을 돕는다. 또한 엄마와 함께 있다는 안정감은 정신적 공명과 유대를 유지하고 강화한다. 원인을 알 수 없는 신생아 돌연사도 엄마와 멀리 떨어져 있는 아기들한테서 많이 생긴다는 보고가 있다. 미숙한 신생아의 호흡중추는 엄마의 호흡중추와 공명을 이루면서 도움을 받는다. 그런데 엄마와 신생아가 떨어져 있으면 호흡이 불안정해질 가능성이 높다.

분만 직후 모자동실은 그래서 필요하다. 조산아나 미숙아로 출생한 경우라면 특히 엄마와 많은 시간을 함께 있는 것이 중요하다. 이 아이들에게 엄마의 자궁과 완전히 일치하는 환경을 만들어 주는 것은 불가능하다. 그러나 매일 몇 시간 만이라도 엄마가 아기를 부드럽게 쓰다듬고, 따뜻하게 안아 주고, 가슴에 머리를 밀착시켜 심장 소리를 들려주고, 사랑한다고 말해 주면 엄마와의 공명이 가능하다. 혼자 외롭게 신생아실에 누워 있는 것보다 아기의 성장에 분명 이롭다는 말이다.

엄마와 아기가 생후에도 같은 방에서 공명할 수 있도록 모자동실이 정착되어야 한다. 많은 산부인과 병원과 산후조리원에서 모자동실을 적극적으로 실행하지 않는 것은 여러 가지 현실적인 요인들 때문일 것이다. 아기는 신생아실에 있는 것이 더 좋다고 여기고 산모들도 힘들기 때문에 함께 있기를 꺼리는 경우도 있다. 그러나 엄마와 아기가 함께 생활해야 한다는 것은 나의 경험이 준 믿음이다. 산모는 아기와 함께 있으면서 더욱 빠른 회복을 보인다. 같은 방을 쓰면 아기에게 젖을 물릴 기회가 많아지는데, 그때 나오는 옥시토신이 산후 피로감과 긴장을 풀어 주고 모자 본딩을 강화하기 때문이다.

아기는 그저 엄마와 함께 있는 것만으로도 모든 것이 해결된다. 주변 사람들도 산후에 모자 공명이 깨지지 않도록 배려해야 하고, 아기를 본다고 지나치게 자주 찾거나 모유 외의 것을 아기에게 권해서는 안 된다.

과거 우리 조상들은 아기를 낳으면 금줄을 쳐서 사람이 함부로 들지 못하게 함으로써 엄마와 아기만의 공간과 시간을 지켜주었다. 지금 생각해도 얼마나 지혜롭고 현명한 조치였는지 모른다.

Part 2

사랑수탄생

제6장

사랑수탄생

양수의 공명

.
.
.
.

 2001년 일본의 에모토 마사루씨가 쓴 《물은 답을 알고 있다》라는 책을 읽고 깊은 감명을 받았다. 아름다운 음악을 들려주면 물의 결정이 아름답게 바뀌고, '망할 놈'과 같은 나쁜 글씨를 보여 주면 무서운 형상의 물의 결정이 나오는 것이 매우 재미있고 신기했다. 우리 몸의 70퍼센트는 물로 구성되어 있는데, 화가 날 때 우리 몸의 물은 어떻게 변할까를 생각하면 정말 화를 내서는 안 된다는 생각이 들었다. 또한 우리의 마음가짐과 정신이 신체건강에 지대한 영향을 미칠 수 있다는 확신을 갖게 되었다.

 태교에 관심을 갖기 시작한 후 어느 날 오래 전에 읽은 《물은 답을 알고 있다》가 생각이 났다. '양수의 결정 사진을 찍으면 어떨까?', '양수결정 사진을 임신부들에게 보여 주면 태교를 열심히 하지 않을까?', '양수결정 사진도 물의 결정 사진의 메커니즘을 그대로 따를 것이다.' 등의 생각으로 곧바로 에모토 마사루씨에게 메일을 보냈다. 다음 날 바로 답장이 왔다. 그 주에 강연이 있어서 서울을 방문할 예정이니 만나고 싶다는 내용이었다. 이렇게 해서 에모토씨와의 만남이 이루어졌다. 내가 근무하는 병원을 방문한 그와 저녁 식사를 하면서 태교에 관한 이야기를 나누었는데, 그도 태교가 매우 중요하다는 것을 깊이 인식하고 있었다. 에모토씨는 일본에서는 아직 한 번도 양수결정 사진을 찍어 보자는 산부인과 의사가 없었는데, 한국의 산부인과 의사로부터 이런 제의를 받아서 크게 감동을 받았다고 했다. 얼마 뒤 나는 양수 샘플을 가지고 일본으로 건너가서 마침내 양수결정 사진을 찍게 되었다.

양수는 답을 알고 있다

그때 찍은 양수결정 사진들을 소개하고자 한다. 먼저 증류수의 결정 사진이다.

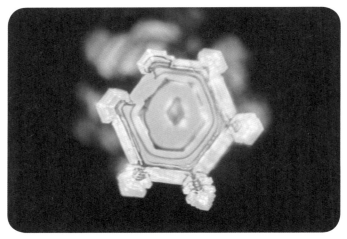

1. 증류수

증류수는 아무런 정보가 없는 물이다. 따라서 매우 단순한 정육각형의 결정 사진이 나왔다. 다음에는 그 어떤 정보도 주지 않은 채 양수결정 사진을 찍어 보았다.

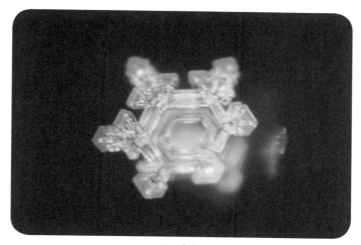

2. 양수

양수나 증류수나 육각형 결정의 기본 구조를 나타냈다. 다만 양수에는 증류수에 없는 일종의 정보들이 담겨 있었다. 어떤가? 증류수와는 달리 어떤 정보를 반영한 것 같은가?

여기서 잠시 물의 결정에 대해 설명하고자 한다. 대부분 눈의 결정이 육각형을 기본으로 해서 모두 다른 결정을 나타낸다는 것을 알고 있을 것이다. 물도 마찬가지다. 눈이 곧 물이다. 따라서 이 세상 물의 결정은 똑같은 것이 없으며, 육각형의 기본형에서 출발한다는 것을 알면 된다. 양수도 이와 같음은 말할 나위도 없다.

이번에는 태교 음악으로 잘 알려진 모차르트 음악을 들려준 뒤 양수결정을 촬영했다. 내가 고른 음악은 모차르트 음악 중에서도 태아에게 가장 어울린다고 생각한 바이올린 소나타였는데, 과연 이런 음악적 느낌을 그대로 닮아 귀엽고 아름답고 사랑스러운 결정이 나왔다.

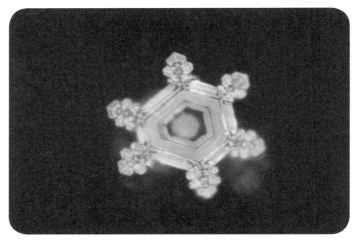

3. 모차르트 음악

　다음은 우리나라 최고 절경인 단풍 사진을 보여 주었다. 대단히 놀랍게도
양수결정은 육각형에서 가지를 쳐 단풍잎을 꼭 닮은 이파리 모양이 되어 있
었다. 단풍의 모양뿐만 아니라 색깔까지 닮아 있었다. 너무나 놀라웠다.

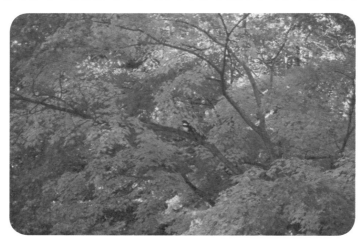

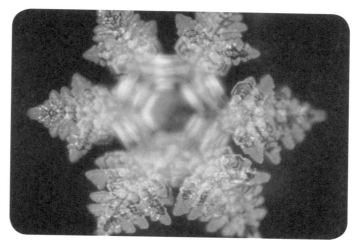

4. 단풍

소프라노 신영옥씨가 부른 브람스의 〈자장가〉를 들려주었다. 신영옥씨
의 목소리와 〈자장가〉의 고요함을 쏙 빼 닮은 곱고 아름다운 결정의 자태
가 눈부셨다.

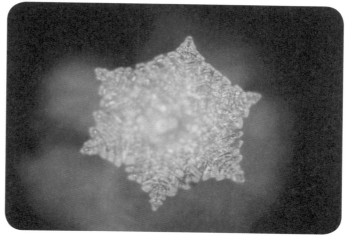

5. 브람스의 〈자장가〉

이번에는 '낙태(落胎)'라는 무서운 글자를 보여 주었다. 양수도 이 말의 의미를 아는 듯했다. 마치 칼날이 들어가 생명을 난도질하는 것과 똑같은 형상을 표현해 냈다. 육각형의 결정은 깨지고 부서졌다. 태아의 몸이 부서지듯 말이다.

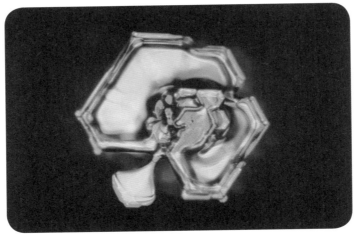

6. 낙태(落胎)

이번에는 아주 시끄러운 전자 음악을 들려주었다. 결정이 수없이 산란되는 어지러운 모습이 관찰됐다.

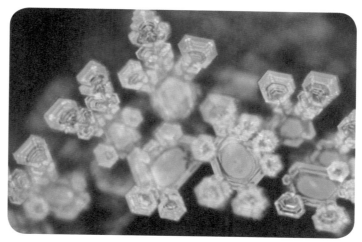

7. 전자음악

이번에는 '아가야 사랑해'라는 글자를 보여 주었다. 역시 양수는 알고 있었다.

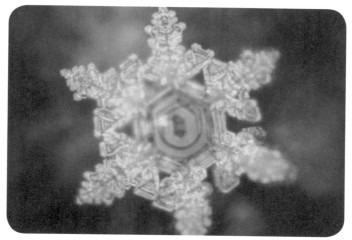

8. 아가야 사랑해

사랑한다는 말은 누구에게나 기분 좋은 표현임에 틀림없다. 그렇다면 웃는 아기의 사진을 보여 주면 양수는 어떤 반응을 보일까?

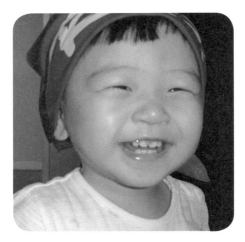

아기를 기르는 생명의 물 양수는 아기의 웃는 표정을 닮아 구김살 없이 활짝 날개를 펼치고 아름답게 웃었다

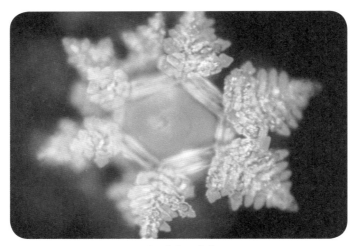

9. 웃는 아기

《물은 답을 알고 있다》를 읽어 본 이들은 알겠지만, 양수의 결정은 외부의 정보를 그대로 본뜬다. 입력되는 것을 그대로 복사하고, 출력하고, 투영하는 것이다. 만사만물은 모두 주파수이며 파동이다. 말과 글, 음악과 자연, 인간과 사물에게도 모두 파동이 있다. 이 파동이 곧 '정보'다. '사랑해'라는 말에 있는 주파수의 정보를 양수가 받으면, 양수는 '사랑해'의 정보를 있는 그대로 반영한다. 그것이 우리 인간의 눈에는 육각형의 결정으로 보이고, 우리는 그것을 아름답게 느끼는 것이다. 거꾸로 우리가 얻은 양수의 결정들을 토대로 원래 입력된 정보가 어떤 성질의 것이었는지 알 수도 있다. 전자 음악의 찢어질 듯한 비트는 양수에겐 곧 작은 결정들이 흩어져 산란되는 정보였던 것이다.

물이란 거울과도 같다. 맑은 호숫가에 내 얼굴을 드리우면 그 물은 내 모습을 한 치의 오차도 없이 보여 준다. 물은 주는 대로 받는다. 양수도 보낸 대로 만들어진다. 물로 가득 찬 우리의 몸도, 양수로 가득 찬 엄마의 자궁 속 환경도, 물이 90퍼센트인 태아도, 물이 70퍼센트인 우리도 말이다.

태아를 위한 아름다운 문화

. . . .

　양수결정 사진들을 보면 우리가 어떻게 태교를 해야 하는지 명백해진다. 이는 우리가 이미 알고 있는 것들이며 특별할 것도 없다. 아름다운 우리 인간의 문화를 '탄생 전'에 경험하게 해준다는 것이 첨가될 뿐이다. 모든 것은 태아사랑의 기반 위에 자연스럽게 전개될 수 있다. 문화란 음악, 미술, 문학과 같은 예술만을 뜻하는 게 아니다. 전화를 걸고, 쓰레기를 버리고, 인사를 하는 것, 부모가 자식을 대하는 말과 행동, 자연을 보는 마음가짐, 우리가 다른 이를 배려하는 마음 등이 모두 문화다. 여기에 임신부와 태아, 분만과 출산에 대한 우리 인식이 포함되는 것이다.

　문화의 중요성을 단적으로 보여 주는 예는 '늑대 인간'이다. 인간으로 태어났지만 숲에 버려져 늑대와 함께 자란 늑대인간은 인간에게 발견되어 인간의 문화를 배울 기회를 부여 받았지만, 결국 실패로 끝난 채 단명하고 말았다. 인간은 우리가 아는 것 이상으로 불완전한 상태로 출생한다. 태아가 건강하게 출생했다고 해서 끝나는 것이 아니다. 아이를 둘러싼 모든 환경은 마치 화선지에 먹물이 번지듯 아이에게 침투한다. 이는 이미 뇌 과학에서도 입증된 것이다.

　뇌는 유전자보다 환경에 더 많은 영향을 받는다. 뇌가 신경세포끼리 시냅스를 형성할 때 유전적 요인보다 환경적 요인을 더욱 강하게 받는다는 연구 결과가 1976년 《네이처》에 발표되었다. 어떤 환경 속에 노출된 뇌는 그 방향으로 더욱 발달하게끔 되어 있다는 말이다. 태아 때 들은 노래를 죽을 때까지 기억하고, 태아 때 먹은 음식을 평생 좋아하는 것은 모두 뇌 발달기에 입력된 회로 때문이다. 따라서 뇌가 급성장하는 태내 시기는 인간 문화의 정수를 전달할 가장 좋은 때다.

2006년 저명한 과학저널 《셀》에 다음과 같은 내용의 논문이 실렸다. 같은 유전자를 가진 줄기세포를 오직 한 가지 조건만을 다르게 해서 배양을 했다. 세포가 붙어서 자라는 세포배양 접시를 각각 다른 재질로 만들어 접시의 탄력 정도에만 차이를 두었다. 하나는 단단하게, 하나는 약간 무르게, 다른 하나는 가장 부드럽게 해서 줄기세포를 배양했는데, 단단한 접시에서 자란 줄기세포는 뼈로 분화가 되고, 약간 무른 접시에서 자란 줄기세포는 근육으로, 가장 부드러운 접시에서 자란 줄기세포는 신경으로 분화가 되었다. 이는 세포가 환경의 지대한 영향을 받는다는 것을 증명해 주는 좋은 실험 사례다.

우리가 한 사람을 인간다운 인간으로 키워 낸다는 것이 태아를 위한 아름다운 문화의 핵심이다. 사람이 제대로 된 사람으로 되는 것은 단 10개월 만에 가능한 일이 아니다. 임신과 태내 10개월, 생후에도 100년이나 걸린다. 부모는 물론 사회와 국가, 전 인류가 태교와 무관하지 않은 것은 이런 이유에서다.

태교란 태내의 경험을 생후에도 100여 년간 지속하는 것이라 보는 것이 맞다. 탄생 이후의 삶은 태아기의 기억과 그때 경험한 모든 문화의 연장선상에 있으며 분리된 것이 아니다. 그만큼 태아의 생활환경은 중대하며, 우리는 그것과 무관하지 않게 살다 죽는다는 사실을 기억해 주기 바란다.

물은 답을 알고 있다

. . .

　2008년 8월 에모토씨로부터 연락이 왔다. 러시아 바이칼호수의 오염을 예방하는 '사랑의 세레모니' 행사가 있으니 참석해 달라는 내용이었다. 물의 중요성을 다룬 〈워터(WATER)〉라는 다큐멘터리를 제작한 러시아의 영화사에서 〈워터(WATER) 2〉를 바이칼 호수에서 제작한다고도 했다.

　바이칼 호수는 세계 담수량의 20퍼센트를 차지하기에 '지구의 우물' 혹은 '지구의 탯줄'이라고도 불린다. 전세계 지구인이 40년간 마실 수 있는 양의 담수를 가지고 있는, 한반도 면적의 7분의 1인 세계 최대의 호수 중하나다. 수심이 깊은 곳은 1700미터가 넘어 바다보다도 더 깊다. 그러나 지구의 마지막 보루라는 바이칼 호수마저도 현재 오염이 시작되고 있다고 한다. 그래서 오염을 막기 위해 바이칼 호수에 사랑의 파동을 보내는 세레모니가 기획된 것이다.

　행사는 바이칼 호수의 올혼 섬에서 있었다. 나는 이르쿠츠크에서 에모토씨 일행과 합류한 후 자동차로 비포장도로를 4시간 정도 달려 바이칼 호수에 도착했다. 에모토씨와 같은 자동차로 이동하게 되었는데, 그는 올혼 섬의 원주민도 한국인과 일본인처럼 몽고반점을 갖고 태어난다면서 자기와 내가 함께 가는 것이 우연이 아닌 듯싶다고 말했다.

　바이칼 호수는 호수라고 믿기 어려울 정도로 엄청나게 큰, 마치 바다와도 같은 위용을 드러내고 있었다. 거기서 러시아 상트페테르부르크 연방

대학의 물리학과 교수인 코르트코프 박사를 만났다. 그는 물의 파동을 측정하는 기기를 만들었는데, 사랑의 세러모니 행사 때 바이칼 호수의 물의 파동을 측정하기 위해 초청되었다.

에모토씨 일행과 원주민, 관광객 등 100여 명이 모인 가운데 바이칼 호수에 사랑의 파동을 보내는 '사랑의 세레모니' 행사가 시작되었다. 코르트코프 박사는 기기를 호수 깊숙이 장착해 놓고 물의 파동을 관찰하고 있었다. 코르트코프 박사는 나중에 바이칼 호수 물의 파동을 측정한 데이터를 보여 주면서 정확하게 사랑의 파동을 보내는 순간마다 바이칼 호수 물의 파동의 변화가 관찰되었다고 설명했다.

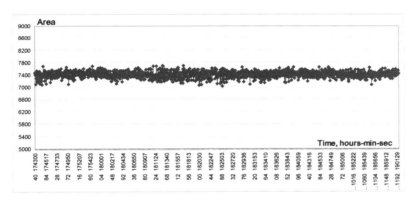

사랑의 파동을 보내기 전 바이칼호수 물의 조용한 파동

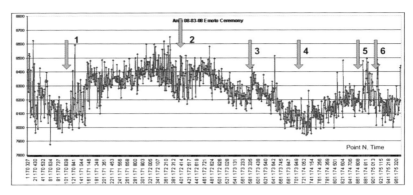

사랑의 파동을 보내는 순간(화살표)마다 바이칼호수 물의 파동의 변화가 관찰되었다

행사가 끝난 후 바이칼 호수의 섬과 대륙을 잇는 곳에 거대한 쌍무지개가 떴다. 모두들 감동하였고 난생처음 쌍무지개를 본 사람도 있었다. 우리가 자연에게 좋은 것을 주면 자연은 더 좋은 것을 우리에게 준다는 말의 의미가 이런 것이 아닐까?

다음 날 우리 일행은 호텔로 돌아와 러시아 신문사 기자들과 함께 세미나를 열었다. 그 자리에서 에모토씨의 '물은 답을 알고 있다' 강연과 코르트코프 박사의 물의 파동 변화에 대한 설명, 그리고 나의 '양수는 답을 알고 있다' 강의가 있었다. 러시아 신문기자들은 많은 질문으로 관심을 표출했다.

우리 몸의 무선 통신망, 물

한동안 '사랑의 파동'을 보내는 효과에 대해 일반인들이 쉽게 이해할 수 있을까 하는 의문이 머릿속을 떠나지 않았다.

내 주변만해도 에모토씨의 《물은 답을 알고 있다》를 읽고 '믿기 어렵다', '비과학적이다', '미신이다'라는 반응을 보인 사람이 많았기 때문이다. 더구나 에모토씨는 과학자가 아니고, 물의 결정사진도 실험의 재현성 등 현대과학으로는 인정할 수 없는 것이 많기 때문에 주류 과학계는 그를 인정하지 않는다. 그러나 현대과학으로 증명할 수 없다고 해서 의미가 없다고 단정지어서는 안 된다. 현재 과학의 발달 정도로도 밝히지 못하는 것들이 무수히 많기 때문이다. 시간이 흘러 많은 것들이 밝혀질 시대가 오리라 생각하면서 나는 우리나라에서 양자물리학과 양자의학에 특별한 관심이 있고 그 분야를 깊이 연구하는 한국표준과학연구원의 방건웅 박사에게 이메일을 보내 물의 정보전달 능력에 관해 일반인들이 쉽게 이해할 수 있는 답을 구하고자 했다. 다음은 방 박사가 내게 보낸 답장의 일부다.

DNA가 네 종류의 염기로 이루어져 있다는 사실은 잘 알려져 있지만, 실제 생체에 존재하는 DNA의 염기 사이사이에 물이 빼곡하게 들어차 있다는 것은 잘 알려져 있지 않습니다. 즉 DNA는 물과 결합된 채 존재하는데, 이 결합은 수소 결합과 유사한 구조이며 이 물이 정보를 저장하고 있을 가능성이 매우 높습니다. 에이즈 바이러스(HIV)를 발견한 공로로 2008년에 노벨 생리의학상을 수상한 뤽 몽타니에 박사가 2011년에 발표한 논문이 주목을 끌었는데, 그 내용은 DNA가 들어 있던 물을 걸러 내 아무것도 없는 상태에서 DNA 조각을 넣으니 DNA가 다시 원상태로 재조합되는 현상을 관찰했다는 것입니다. 뤽 몽타니에 박사는 DNA가 방사하는 미약한 전자기 파동이 물에 새겨졌고, 조각난 DNA들이 이 정보를 바탕으로 재조합된 것으로 추정된다고 결론을 지었습니다. 이 연구 결과는 물이 정보를 기억하고 있다는 벵베니스트의 실험 결과를 지지하는 것이라는 사실 때문에 주목을 끌었고, 영국에서 발간되는 과학 잡지인 《뉴사이언티스트》에도 소개

되었습니다.

　물이 정보를 기억한다는 현상을 확인할 수 있는 실험 데이터는 꾸준히 쌓이고 있습니다. 어떻게 해서 이것이 가능한가에 대해서는 잘 알려져 있지 않습니다만, 소리 정보를 저장하는 자기 테이프를 생각하면 쉽게 이해할 수 있습니다. 녹음기는 소리를 전자기 정보로 바꾼 다음에 이를 자기장으로 변환해 자기 테이프에 발린 자성 재료의 극성을 바꾸어 정보를 저장합니다. 이 방식은 2차원으로 저장하는 것이어서 순차적으로 정보를 새기고 읽어 냅니다. 그런데 물의 경우는 한 번에 통째로 정보를 저장하고 기억합니다. 물이 이런 성질을 가지려면 물의 구조적 변화가 따라야 합니다. 자기 테이프는 자장의 극성 변화가 이 역할을 하는 것인데 물은 물 구조적 변화가 이를 대신합니다. 물은 분자 형태로 존재하는 것이 아니라 덩어리 구조를 갖고 있다는 사실은 잘 알려져 있습니다. 특히 물은 물 분자들이 모여서 12면체를 이루는데 이 12면체의 덩어리 4개가 모여서 정사면체 형태의 모양을 갖는 것으로 알려져 있습니다. X선 분석 결과 DNA와 결합한 물이 이러한 형태로 되어 있는 것으로 밝혀졌습니다. 최근 러시아 연구팀은 물이 특수한 구조와 구조화되지 않은 물로 구성되어 있고 물의 장기적 기억 능력은 이 특수한 구조와 연관이 있다는 것을 밝혀냈습니다. 물의 기억 방식은 3차원적 입체 방식이라는 것을 알 수 있는데 소량만 있어도 정보를 기억하는 것으로 미루어 홀로그램과 유사한 방식일 것으로 추정됩니다.

　이로 미루어 볼 때 DNA와 물이 공명을 하는 상태로 있으면서 서로 정보를 주고받는 것으로 추정할 수 있습니다. 세포 분열 때 DNA가 풀리면서 다른 염색체의 DNA 가닥과 결합해 DNA 정보가 전달되는 유선방식과, 물이 DNA와 결합해 공진하면서 미약한 전자기 신호를 방사하는 무선방식이 같이 있는 것으로 짐작할 수 있습니다. 요약한다면, 인체는 유선통신망뿐만 아니라 무선통신망도 갖추고 있으며, 그 무선 통신기제는 '공명'이라는 것입니다.

방 박사의 설명이 명쾌하지만, 일반인들이 이해하기는 쉽지 않다. 일부 과학자들은 물의 정보 전달 능력이 사실 반도체보다 훨씬 뛰어나다는 것을 안다. 또한 물은 공명의 무선통신망이므로 유선보다 더욱 신속하고 효율적일 것이다.

특정 정보가 양수결정에 투영되듯이 인체 외부의 각종 정보는 지금도 시시각각 인체 내부에 반영되고 있다. 우리 몸의 70퍼센트가 물로 구성되어 있을 뿐만 아니라, 물은 우리 몸의 유전자의 핵심인 DNA와 결합해서 존재한다. DNA에도 물이 있다면, 우리는 유전자를 물려받는 태아기에 어떻게 태교를 해야 할까?

사랑수탄생

．
．
．
．

바이칼 호수에 대한 기억은 쉽게 지워지지 않았다. 그 기억이 강렬한 만큼 태교 연구에 대한 나의 탐구심도 더욱 깊어졌다. 바이칼 호수에 다녀온 지 만 1년이 되던 2009년 8월, 르봐이예 분만법에 관한 자료를 보던 중 한 가지 생각이 스쳐 지나갔다. 이 분만법에는 갓 태어난 아기를 물에 담그는 과정이 있다. 10개월간 양수 안에 있던 아기가 공기 중으로 태어나면서 겪게 되는 급격한 변화에 대한 스트레스를 줄여주기 위해 물에 담가주는 것이다. 이 대목에서 나는 무릎을 탁 쳤다.

'아! 바로 이것이 답이다. 물! 아기는 물에서 처음 중력에 적응하는 훈련을 하게 되지. 양수와 비슷한 온도의 물은 아기에게 엄마 자궁 속 환경을 연상시켜 즉시 아기를 안정시킬 것이고. 더구나 그냥 물이 아닌 바이칼 호수의 사랑의 파동과 같은 사랑수라면 더욱 좋겠지! 갓 태어난 아기가 온몸으로 느끼는 생애 첫 감각은 바로 '사랑'이어야 한다. 인간이 생애 최초에 모두 사랑을 느낄 수만 있다면, 인간의 삶은 분명 달라질 거야. 이것이야말로 출생의 트라우마를 씻어줄 최고의 해법이다. 그래, 사랑수를 만들자!'

이렇게 시작되었다. 인간에게 '사랑'이란 말보다 더 아름다운 말이 있을까? 그것은 누구나 원하고 바라는 흔한 것이지만, 동시에 누구나 주고받는 것은 아니다. 얻고 싶고 주고 싶지만 마음처럼 되지 않는 것이기에 귀하고 소중하며, 쉽게 얻어지는 것이 아니기에 비로소 아름답다. 사랑을 해본 이는 모두 안다. 연인을 사랑하는 것이 쉬운가? 부모와 친구, 이웃과 사회, 자연과 인류를 사랑하는 것은? 우리는 태아를 사랑하는가? 그 사랑은 어떻게 표현하고 있는가?

태아사랑, '사랑수'로 하세요

사랑을 표현하는 것은 어렵기에, 나는 태아사랑의 메신저로 '물'을 선택했다. 물은 정보전달력이 뛰어나 내가 아기를 받아 '사랑한다' 말하면 그 말을 전해줄 거라 믿었다. 나만의 태아사랑 표현법이며, 나의 믿음이다. 믿지 않는 이들은 그냥 갓 태어난 아기에게 덕담을 한다고 생각하라. 물은 무엇보다 태아가 살던 곳이었다. '수중분만'도 같은 맥락에서 행해지고 있다. 따스한 물은 차가운 공기보다 분명 치유적이다.

이름을 '사랑수탄생'으로 지은 것은 분만과 출산에서 즉각 '사랑'을 연상하는 사람이 드물기 때문이다. '분만'은 의사의 관점에서, '출산'은 산모의 관점에서의 행위이다. 정작 태어나는 주인공은 거기에 없다. 아기 탄생의 날 '분만했다, 출산했다'는 말을 많이 쓴 것은 그날 우리들의 관심이 태아는 아니었음을 보여준다. 말은 그렇게 중요하다. 나는 바꾸고 싶었다. '분만과 출산을 '탄생'으로 바꾸어서 우리의 관념이 바뀔 수 있도록 말이다.

나는 분만실 간호사 등 직원들과 전공의 선생들에게 양수결정 사진을 보여주면서 내 생각을 이야기해주고 사랑수 만드는 준비를 하게 했다. 드디어 첫 번째 '사랑수탄생'의 기회가 왔다. 출산 후 아기를 엄마 가슴 위에 한참 올려 주었다. 아기가 완전히 안정되고 눈을 뜬 후 나는 산모와 남편에게 '사랑수탄생'에 대해 간단히 설명했다. 아기의 태명은 '태자'였다. 나는 다음과 같이 말했다.

"사랑하는 태자가 태어났습니다. 여기 계시는 태자 어머님과 아버님, 그리고 가족 여러분과 의료진들이 태자를 위해 사랑수를 만들겠습니다. 자, 모두 함께 사랑의 파동을 보내주세요!"

그러고는 산모와 남편에게 태자에게 특별히 사랑을 전하는 말을 한마디 하라고 권했다. 태자는 엄마로부터 떨어지자마자 또 울기 시작했다. 그러나 사랑수 안에 들어가고 잠시 후 울음을 멈추었다.

이후 '사랑수탄생'은 회를 거듭하게 되었고, 산모와 가족들은 물론 태아도 그 만족도는 높았다. 나는 사랑수 안에서 아기가 우는 것을 단 한 번도 보지 못했다. 오히려 울던 아기도 사랑수 안에서는 울음을 그치고 눈을 떴다. 심하게 울지 않더라도 태어나서 보채고 칭얼대는 아기들도 있는데, 그런 경우도 사랑수는 묘약이었다. 사랑수는 어떤 상태에 놓인 아기들에게도 쉽게 안정을 가져다주었다. 마치 우리가 따뜻한 온천욕을 즐기듯 피로와 스트레스를 풀며 느긋하게 휴식을 취하는 모습이었다. 이때 산모와 가족들, 의료진들은 아기에게 덕담을 건넨다. 때로는 노래를 들려주거나 편지를 읽어 주기도 한다. 아기를 쓰다듬고 손을 잡아주며 놀아주기도 한다. 아기가 노는 모습이 무척이나 예뻐서 모두 아기를 바라보며 넋이 나갈 때도 있다. '사랑수탄생'을 할 때면 이렇게 한동안 모두 함께 울고 웃는다.

사랑수에서 반신욕으로 체온이 데워진 신생아는 체온보호도 잘된다. 갓 태어나 체온이 떨어지기 쉬운 신생아는 태지로 피부가 보호되고 있는데, 나는 체온보다 살짝 높은 사랑수의 온기가 신생아의 체온을 높여 혈액순환 효과가 탁월한 것을 보았다. 체온유지가 잘된 신생아는 면역력이 강화된다. 따라서 태어나 사랑수를 한 아기들은 병원에 지내는 2~3일 동안 잘 먹고, 잘 자고, 잘 울지 않고, 신체 리듬도 안정적이다. 아기가 만족스럽고 행복한 얼굴인 것은 당연하다. 사랑수를 한 아기들은 산후조리원에 가서도 인기가 대단하다. 많은 산모님들이 소식을 전해왔다. "교수님, 산후조리원에서 우리 아기가 인기 최고예요. 다들 어떻게 아기가 그렇게 잘 울지도 않고 순해요? 어떻게 낳았어요? 하고 물어봐요."

'사랑수'는 생애 최초 이타적 사랑의 세레모니

'아가야. 네가 살던 곳 알지? 여기도 똑같아. 따스하고 편안하지? 걱정하지마. 여기 있는 사람들은 모두 너를 사랑해.' 이 말을 하고 싶어서다. 허나 말로는 전달할 수 없다. 아기가 정신을 차리고 어른들의 말을 이해하고 울음을 멈추려면 몇 시간이 걸릴지 모른다. 더구나 말을 배우지 못한 신생아가 아닌가. 따뜻한 물 한 동이가 백마디 말보다 낫다.

이때 보고 듣고 느끼는 모든 것은 아기의 뇌에 각인되고 평생 잊을 수 없는 무의식의 영역에 자리한다. 엄마와 아빠에게도 마찬가지다. 사랑수를 만드는 동안 엄마와 아빠는 자식에 대한 사랑과 희망을 다짐하고 이날의 자식 모습을 평생토록 잊지 못한다. 사랑수로 아이를 낳은 부모들은 말한다. 태어난 아이가 행복하게 웃는 얼굴을 바로 확인할 수 있어서 안심이 된다고 말이다. 아기가 건강한 것을 보았기 때문에 부모로서 할 일을 다했고, 아기가 태어날 때 좋은 것을 주었다는 것에 맘이 놓인다는 것이다.

'산고(産苦)'라는 단어밖에는 연상되는 것이 없을 정도로 그냥 아프고 피하고만 싶은 출산이 이런 마음가짐을 갖게 하는 순간도 될 수 있다니,

이 얼마나 새롭고 소중한가!

특히 산모들은 '사랑수탄생'이 스스로에게 큰 행복을 가져다주었다고 말한다. 아기만 웃고 나가는 것이 아니다. 나의 분만실에선 산모도 웃으면서 문을 나선다. 오랜 진통으로 힘겨워 구겨진 산모의 표정은 사랑수를 하는 아기를 보면서 환한 웃음으로 탈바꿈된다. 행복으로 가득 피어난 출산 후의 여성, 그 아름다운 표정들은 나에게 또 다른 기쁨이다. 진통을 못 견뎌 빨리 수술해 달라고 소리치던 산모들이 이렇게 평화로운 모습으로 진정한 엄마가 되어 퇴원하는 것을 보면 의사로서 '사랑수탄생'을 하는 큰 보람을 느낀다.

이렇게 분만실은 매 순간 아기가 태어나지만, 언제나 다른 모습, 다른 분위기다. 건강하게 잘 웃고 잘 노는 갓 태어난 아기 모습은 '사랑수탄생'만이 줄 수 있는 특별함이다. 인생의 어느 날이 이보다 더 기쁠 수 있겠는가!

치유는 '사랑수탄생'이 주는 최대의 수혜다. 힘이 들 때 쉬어가는 게 인생이다. '사랑수탄생'을 경험할수록 나는 사랑수를 만들고 아기를 담그는 과정 속에 내 자신이 치유됨을 느꼈다. 한밤중 전화벨 소리에 단잠이 깨어 먼 길을 달려 홀로 나와 한참을 기다려 아기를 받는 것이 쉬운 일만은 아니다. '사랑수탄생'은 이런 고생을 분명 잊게 해주었다.

인간은 누구나 타인에게 가장 좋은 것을 줌으로써 진정하게 행복해질 수 있다. 타인에게 불편과 아픔을 주었다면 내 마음도 아파야 되는 것이 인간이다. 그렇지 않은 사람들이 많아지기 때문에 지금의 삶은 어렵고 행복하지 않은 것이다. 사랑수는 단지 따스한 물이 온몸을 적시는 차원이 아니다. 생애 처음 느끼는 '이타적 사랑'의 세레모니이다.

노래는 탄생의 메신저

· · ·

어느 날 기특이란 태명을 가진 아기가 태어났다. 아빠와 할머니도 분만실에 들어왔다. 나는 먼저 할머니에게 사랑수에 한마디 하시라고 권했다. 기특이 할머니는 마치 장독대에 정화수를 놓고 천지신명에게 비는 듯한 어조로 얼굴을 사랑수 가까이에 대고는 다음과 같이 말했다.

"사랑한다. 총명과 지혜, 슬기를 익혀 주님께 사랑받는 기특이가 되어 주면 좋겠다."

곧이어 기특이 아빠가 사랑수에 머리를 가까이 대고 말했다.

"이해심과 배려심이 좋고, 건강하고, 또 운동신경과 천재성이 뛰어난 기특이가 되어라."

다음, 분만실 간호사가 사랑의 파동이 담긴 축하의 말을 해 주었다.

"건강하고 행복하게 자라라! 축하한다."

이어서 기특이가 사랑수 안으로 들어갔다. 나는 오늘이 기특이 생일이니 생일축하 노래를 불러 주자고 제안했다.

"생일 축하합니다! 생일 축하합니다! 사랑하는 우리 기특이! 생일 축하합니다! 사랑, 감사, 지혜, 총명, 배려…"

아빠는 생일 축하 노래 후 기특이에게 사랑수를 끼얹으면서 계속 좋은 단어들을 읊었다. 정말 '사랑수탄생'의 정수를 잘 이해하는 아버지였다.

아! 내가 아는 바로 그 노래

사랑수탄생을 하면서 점차 생일축하 노래를 부르는 것이 정착되었다. 내가 없어도 당직 선생들과 분만실 간호사들이 생일축하 노래를 불러 주자고 제안을 하고는 다 함께 불렀다. 그 자리에 있으면 저절로 그렇게 되는 모양이다. 태어나자마자 맞이하는 생일이니 축가를 불러 주는 것이 도리일 텐데, 지금까지는 어떻게 이런 생각조차 하지 못했는지 모르겠다. 이 경험을 해보면 다음부터는 생일축하 노래를 부르는 일이 자연스럽다는 것을 본능적으로 느끼게 된다. 사고의 전환이 중요하다는 생각이 들었다.

나는 진료실에서 임신부들을 만날 때 가장 좋은 태교는 엄마가 태아에게 노래를 해주는 것이라고 강조한다. 될 수 있으면 유행가는 부르지 말고, 동요나 가곡을 불러주길 권한다. 가능하다면 피아노, 바이올린 등의 악기를 연주해 줄 것도 덧붙인다. 이는 내가 나름대로 상당히 연구를 한 결과다. 이는 '음악 태교'에 속하는데, 기회가 되면 훗날 소개하겠다.

오래전 개봉했던 〈미션〉이라는 영화가 있다. 이 영화의 한 장면을 잠깐 살펴보자. 가브리엘 신부가 목숨을 걸고 험한 폭포의 절벽을 올라 원주민 거주지역으로 들어갔다. 신부는 과라니족을 만나 선교활동을 할 목적이었다. 험준한 밀림 속에서 이들을 어떻게 만날 것인가? 또한 서로 말도 통하지 않는 상황에서 어떻게 이들에게 적의가 없고 오직 선한 목적으로 왔음을 알릴 것인가? 신부는 봇짐 속에서 오보에를 꺼내 불기 시작했다. 과라니족들이 오보에 소리를 듣고는 음악의 진원지로 모여들기 시작했다. 이들은 활시위를 팽팽히 당긴 채 낯선 이방인 주변으로 다가왔다. 경계를 풀지 않고 다가온 과라니족은 오보에 연주에 취해 어느새 활을 내리고 음악을 듣고 있었다. 이때 남미의 폭포수 밀림 속으로 울려 퍼진 음악이 그 유명한 〈가브리엘의 오보에〉다.

나는 영화 속에서 신부를 바라보는 원주민들 표정에 주목했다. 처음에는 심하게 경계하는 전사들의 표정이었다. 오보에 소리가 계속되면서 그들의 호전적인 얼굴은 조금씩 순해졌고, 마침내 말을 건네며 웃게 되었다. 이 대목에 음악의 중요성이 있다. 신부는 왜 난데없이 오보에를 불었는가? 단순한 영화음악용 삽입 장면인가? 음악을 통해 '나는 당신들을 해치려고 온 것이 아니다. 나는 악의가 없다. 나는 당신들의 친구다'라는 메시지를 보낸 것이다. 오직 음악만이 이러한 메시지를 전달할 수 있다. 손짓, 발짓, 몸짓과 온갖 말로 활을 겨누고 다가오는 과라니족에게 힘껏 소리쳐 보라. 돌아오는 것은 그들이 쏜 화살뿐일 것이다. 천 마디의 말로도 할 수 없는 일을 단 한 곡의 음악이 해낼 수 있다. 이런 이유로 음악은 언어는 아니지만, 동시에 언어가 하지 못하는 역할을 수행하는 힘이 있다고 인정하는 것이다.

그렇다면 우리는 엄마의 산도를 막 내려온 아기에게 노래로 무얼 전하려 하는가? '사랑수탄생'에는 평소 태아에게 자주 불러주던 노래가 필요하다. 엄마가 사랑수에 몸을 담근 아기를 바라보며 그 노래를 다시 부른다. 아기는 엄마가 늘 들려주던 노래를 들으며 곧 태내의 편안함을 선사받는다. 엄마의 그 목소리와 바로 그 노래. 양수를 타고 들리던 그 음성과 노래가 이번엔 공기를 타고 흐른다.

'아, 내가 아는 이 노래. 예전에 뱃속에서 들었던 거야. 엄마 목소리. 엄마가 지금 옆에 있구나. 엄마의 노래를 들으니까 참 좋다. 긴장이 풀리는 것 같아. 이제 무서워할 것 없어. 여기는 낯설지만은 않아. 아! 이제 안심이야.'

아기는 이렇게 생각한다. 우리는 음악을 통해 궁극적으로 다음과 같은 메시지를 전달하려는 것이다.

'아가, 우리 모두 너를 환영한다. 두려워할 것 없어. 우리는 모두 좋은 사람이야. 네가 세상에 온 것을 축하해. 건강하게 잘 자라렴. 사랑해.'

이런 환경 속에서 출생한 아기가 출생의 트라우마를 받을 리 없다. 음악은 이렇듯 탄생에서 고도로 정교한 의학적 분만도구가 된다. '사랑수탄생'의 음악은 단순히 축하 의미로 하는 것이 아니다. 이는 친숙함의 코드요, 치유의 음악이자, 우리의 백마디 말을 대신하는 탄생의 메신저다.

태초의 인간을 보는 거울

⋮

    사랑수탄생에는 출산편지 낭독시간이 있다. 어느 아빠가 작성해 온 편지를 아기가 사랑수에 들어가 있을 때 읽게 한 것이 계기였다. 우리에게 출산편지 낭독 자체가 특별하고 중요한 것은 아니다. 산모의 출산을 남편이 지켜야 한다는 것, 아기의 출생을 아빠가 보아야 한다는 것이 중요하다. 무엇보다 중요한 것은 '아기가 그것을 느끼고 안다'는 사실이다.

    태교대학에 참석하고 강의를 들은 임신부와 아빠들 가운데 몇 분은 사랑수 안에서 평화로운 아기의 동영상을 보고도 믿지를 못한다. 나를 믿지 못해서가 아니라 '아기가 안다'는 사실을 의심하기 때문이다. 세상의 많은 엄마와 아빠가 그러하다. 우리는 인간이 엄마 뱃속에 있을 때, 그리고 태어날 때 미숙하다는 사실을 모두 안다. 이것이 미숙한 태초의 인간을 내버려 두고 덜 챙겨도 된다는 의미로 이어졌다. 우리가 놓친 중대한 점은 바로 이것이다. 미숙한 채 태어나는 인간에 대한 우리의 인식 자체야말로 참으로 미숙하였기에 말이다.

    나는 인간 존재란 본디 요람에서 무덤까지 영원한 미숙아라고 생각한다. 성인인 우리는 몸도 다 자라고 정신도 성숙해졌으며 지능도 좋고 능력도 대단하다. 그래서 미생물과 무생물, 동물과 식물, 어린이와 타인을 쉽게 본다. 그러나 개가 사람보다 청력이 더 좋다는 것을 아는가. 새가 인간이 모르는 대지의 진동을 느낀다는 것을 아는가. 아기들이 어른에게서는 찾아볼 수 없는 맑고 깨끗한 육체와 정신을 가졌다는 사실은 어떠한가. 사실 우리는 이들을 미숙하다 여길 입장이 못 된다. 이들 없이는 살 수가 없기 때문이다. 인간은 혼자서는 단 한 순간도 생존할 수 없다. 이것은 인간 존재의 생물학적 조건이자 동시에 철학적 조건이다.

태초의 인간이 미숙하나마 모든 것을 느끼고 알 수 있다는 사실이 그토록 의심스러운가? 한 가지 예만 들어도 달라질 것이다. 아기가 태어나 엄마와 함께 있다가 신생아실로 갈 때 아기는 그것을 알고 곧바로 울음을 터뜨린다. 엄마와의 이별을 직감하는 것이다. 눈을 감고 엄마의 가슴 위에 엎드린 아기는 눈을 감은 상태에서도 그곳이 엄마 품인 것을 안다. 눈을 감고도 엄마의 젖무덤을 찾아 얼굴을 이리저리 돌리며 젖을 물어 힘차게 빤다.

'태아가 안다'는 사실은 '본능적으로 느낀다'는 것에 가깝다. 그것은 인간이라는 생명체가 만들어질 때 자동 부여되는 것이다. 심신의 성숙과 교육으로 얻는 앎과는 다르다. 태아가 아직 거치지 않은 단계를 미숙함으로만 판단한다면 태교는 성인 입장에서의 교육이 되어버리고 만다. 성인은 배움과 지식은 쌓지만, 맑은 육체와 순수한 마음을 잃는다. 무엇을 얻고 무엇을 내어놓고 있는지, 어느 쪽이 더 행복한 것인지는 또 다른 거대 담론이다.

태아를 통해 나를 본다

한번은 오랜 진통 끝에 아주 어렵게 태어난 아기가 있었다. 태아가 크기도 했지만 산모도 임신 중 20킬로그램 넘게 살이 찌는 등 관리를 잘 못한 경우였다. 아기가 태어나자마자 아빠는 아기를 안고 말했다.

"너는 빨리 나오지 않고 왜 엄마를 그렇게 고생시켰니?"

이 말을 들은 아기는 갑자기 울음을 터뜨렸다. 그러자 당황한 아빠는 '아빠가 잘못했어. 정말 미안해. 미안해'라고 연신 사과를 했다. 아기는 금방 울음을 멈추더니 웃었다. 아빠는 신기하다며 '선생님 말씀이 정말 맞았어요'라며 상기된 채 말했다. 옆에 있던 분만실 간호사조차도 깜짝 놀랐다. 정말 보고도 믿지 못하는 광경이었다.

태초의 인간, 그가 왜 모를 것이라 단정하는가? 걷지 못하고 말하지 못하고 우리보다 작기 때문인가? 우리는 키가 크고 걷고 말을 할 수는 있지만, 우리 뇌의 최대 능력의 절반도 쓸 줄 모른다. 그것도 평생을 통틀어 말이다.

우리가 여태 몰랐던 것은 우리 자신의 모습이었다. 우리는 정말 무엇을 모르고 무엇을 아는지조차 제대로 파악하지 못한 채 자신만만했다. 키우던 개도 주인이 자신을 좋아하는지 싫어하는지 안다. 화초도 애지중지 돌봐 주던 주인이 바뀌면 시든다. 이처럼 태초의 인간도 자신의 출생을 누군가 반겨 주는지를 안다. 살아있는 모든 생명에게는 그러한 본능적 직감과 천혜의 인지능력이 있다.

'그는 모른다'를 '그는 알고 있다'로만 바꾸어도 그의 인생은 완전히 긍정의 길로 진입한다. 모르던 것을 아는 일은 우리가 미숙함을 탈피하고 날아올라 성숙함으로 가는 것을 의미한다. 태아와 신생아를 미숙하다고 보는 것은 우리의 낡은 관념이다. 동시에 그것은 우리 자신의 모습을 반영하는 의식구조이기도 하다. 우리 자신이 미숙하기에 그가 미숙하게 보이는 것이다. 인간은 모두 자신의 거울로 다른 사람을 비춘다. 남을 나쁘다고 욕하는 사람은 그 자신이 나쁜 사람이다. 옛말에도 '부처님의 눈에는 부처님만 보인다'는 말이 있다. 태교를 정말 잘 이해하면 우리 스스로의 모습을 돌아보는 기회를 만나게 된다. 우리의 때 묻은 거울을 닦는 기회. 맑고 투명한 거울은 타자를 맑고 투명하게 비추고, 그의 모습은 분명 티 없이 깨끗하고 어여쁠 것이다.

제7장

'EASY BIRTH'로의 초대

사랑수 기타연주

.
.
.
.

    태교는 사실 원리를 알고 나면 간단한데, 그 원리를 모르면 어떻게 해야 하는지 감을 잡기 어렵고 결국 흐지부지되고 만다. 나의 기억에 오래도록 남는 한 아빠가 있다. 이 아빠는 태교대학 강의를 빠지지 않고 열심히 참석하였으며, 집에서도 태교를 굉장히 열심히 잘한다고 산모님이 자랑스럽게 이야기해준 분이었다.

    분만 후에 아빠를 분만실로 모셨을 때, 아빠가 기타를 가져오셨다. 나의 '음악태교' 강의를 들은 후부터 이 아빠는 집에서 태아에게 기타를 쳐주면서 성가와 가곡, 동요 등을 많이 불러주었다고 한다. 그리고는 출생의 그 날 드디어 기타와 함께 등장하신 것이다. 사랑수탄생이 이어지는 동안 아빠는 정성스러운 마음으로 태어난 아기에게 기타를 치며 노래를 많이 불러주셨다. 나는 태교로 음악을 늘 연주하신 분들께 아기 탄생의 날 연주의 기회를 드린다.

    여러분은 생각할 것이다. 남 보기에 부끄럽게 분만실에서 노래를 하고, 기타를 치다니 대단하다고 말이다. 그렇다. 정말 대단한 아빠셨다. 이런 정성이면 아이의 미래는 분명 행복할 것이다. 태교는 이상하다. 태어난 자신의 아이 앞에서는 쑥스럽고 부끄럽고 창피하다는 이런 감정이 사라진다. 이것은 우리가 다른 사람을 의식할 때 나오는 감정이다. 나를 닮은 한 생명이 나오면서 그 아이와 만나는 순간 고도의 집중력으로 인하여 다른 감정들은 끼어들 틈이 없게 된다.

여러분은 또 생각할 것이다. 뱃속의 아이에게 노래를 해주고, 말을 건네다니. 참 쑥스럽고 어색하다고. 그러나 누구나 자기 아이를 가진 순간 한번 해보면 그것이 자연스럽게 되는 경험을 하게 된다. 그리고 태교의 이치를 알고 나면, 아이의 귀가 빠지는 그 순간 아이의 트라우마를 조금이라도 없애고자 메신저에 전할 말을 담아 누가 보든 말든 열심히 노래하고 연주하는 것이다. 이는 누가 시킨다고 할 수 있는 것도 아니다. 가브리엘 신부가 높고 험한 폭포를 목숨을 걸고 맨발로 올랐듯이 '인간은 어떤 일을 왜 하는가'에 대한 명백한 확신과 가치를 느끼는 순간 강인하고 초인적이 된다. 누구나 '대단한' 아빠와 엄마가 되는 것이다.

사진사가 된 필자

. . . .

나는 사랑수탄생을 하면서 사진을 찍는 습관이 생겼다. 아니 사진을 안 찍을 수가 없는 상황이 왔다. 시간은 한번 가면 돌아오지 않은 법. 이렇게 아름다운 찰나를 놓치는 것이 너무나 안타깝고, 영원히 붙잡아 두고픈 멋진 장면을 가족에게 평생 간직할 수 있는 기회를 드리고 싶어졌다. 출생의 사진과 동영상들을 모아 산모와 가족에게 드리면, 그렇게 기뻐하실 수가 없다. 나는 아기를 받고, 아기와 산모를 살피고, 사진도 찍고, 몸이 많이 바쁘지만 이런 사소한 일들까지도 어느새 분만의 한 과정이 되어 버렸다. 물론 가족들도 휴대폰으로 사진을 찍고 영상을 담느라 축제분위기다.

인체가 영원히 붙잡아 두고 싶은 순간을 느낄 때 어떻게 할까? 그때 인간의 뇌는 사진을 찍는다. 그것이 바로 '각인'이다. 엄마와 아기가 처음 만나 본딩이 형성되는 그때, 뇌는 이것을 놓치면 안 된다는 것을 직감한다. 뇌는 사진을 찍고 저장한다. 뇌가 처음 생성될 때 찍힌 사진의 회로는 세월이 얼마나 흐른다 해도 절대 빛이 바래지 않는다. 나는 아기와 엄마가 서로의 존재를 뇌에 각인하는 사진을 찍을 때 그 모습을 또 사진으로 남긴다. 나의 손에 들린 사진기의 성능은 우리 셋 중 가장 못하지만, 나는 만족한다. 우리 셋은 그날 모두 사진사가 된다.

공명된 분만실

．
．
．
．

태교를 우리 산모님들께 이해시키기까지 사실 상당한 시간과 노력이 들었다. 먼저 전공의 선생, 분만실 간호사, 조산사, 조무사 등 나와 함께 근무하는 이들 모두가 태교의 중요성에 대해 공감을 해야 했다. 이런 인식과정 없이 누가 시킨다고 억지로 해서는 진정하게 좋은 결과가 나올 수 없다는 것을 나는 잘 알고 있었기 때문이다. 나는 처음 1년간 분만실 내에 T/F 팀을 구성하여 논문리뷰와 서적 탐구를 함께하고, 필요한 경우 강의를 통해 지속적으로 '사랑수탄생' 정착을 위해 노력하였다. 산모부부에게만 태교강의를 해선 역부족이었기 때문이다.

처음엔 다들 '사랑수가 뭐야?', '사랑수에 아기를 담근다니 무슨 일인가?' 의아해하는 반응들이었다. 분만실에서 온수를 따로 준비해야 하는 것도 번거로운데, 양수와 같은 온도를 맞추라니 귀찮기가 이만저만한 것이 아니었을 것이다. 목욕통도 마련하고 소독까지 해야 한다니 여기가 목욕탕인가, 병원인가? 사랑수를 만드는 방법도 이상한 것이었다. 물에 대고 말을 하라니. 무슨 쑥스럽고 우스운 일인가 말이다. 더구나 아기가 나와도 분만실은 일이 끝나지 않았다. 평균 1시간은 산모와 아기, 가족들이 머물렀기 때문이다.

우리 분만실 간호사를 예로 들면, 예전 같으면 아기를 받아 신생아실로 데려다 주고 나면 할 일이 끝났다. 분만 후 10분정도면 될 일이었다. '사랑수탄생'은 미리 준비할 것이 많고 끝나도 할 일이 많아서 여간 시간이 소모되는 게 아니다. 산모 한 명당 소비되는 시간만 해도 최소 30~40분 이상이 걸린다. 분만의 중요성을 제대로 모른다면 직원들의 입에선 불평이 나올 수밖에 없는 상황이다. 또 진정으로 마음에서 우러나와 사랑수탄생을 해야지 형식적으로 한다는 것은 오히려 더 좋지 않을 수도 있는 것이다. 한다 하더라도 꾸준히 오래 시행할 수도 없다.

전공의 선생들 입장에서 보아도 새벽에 분만하게 되면 당직하는 선생들은 밤을 꼬박 새워야 하기 때문에 매우 힘들다. 과거에는 유도분만, 촉진제 사용으로 주말이나 새벽 시간대 분만을 피할 수가 있었다. 그러나 사랑수탄생을 하면서 일과시간이 지난 후, 밤이나 새벽, 주말에 분만하는 경우가 더욱 많아졌음에도 불구하고 불평이나 싫어하는 눈치를 주는 전공의 선생이 없었다. 이는 진정으로 사랑수탄생의 중요성을 인식하기에 가능한 일이었다.

우리 분만실 가족들이 나의 이야기에 관심을 갖고 귀를 기울여주고 협조를 잘해주어 다행히 사랑수탄생이 성공적으로 정착 될 수 있었다. 지금은 내가 강의나 학회로 분만실을 비우는 경우에도 사랑수탄생이 내가 있을 때와 동일하게 이루어진다. 사랑수도 만들고 진심으로 산모님과 남편, 갓 태어난 아기에게 축하를 건넨다. 모두 산과영역에서 일하는 것에 대한 직업의식과 책임감을 느끼고 열심히 일한다. 사랑수탄생을 시행한 이후, 분만실 분위기는 몰라보게 달라졌다. 나는 나의 뜻에 공명해주는 모든 분에게 진심으로 감사하고, 항상 공명이 잘되고 있는 분만실 가족들에게 무한한 고마움을 느낀다.

공명된 수술실

:
:
:
:

　제왕절개수술은 부모와 아기와의 본딩형성에 장애를 줄 수 있기 때문에 의료진들이 더욱 각별히 신경을 써야 한다. 그래서 나는 가능하면 제왕절개수술 후 남편을 수술실 안으로 모셔 아이와 각인하도록 도와주고, 생일축하 노래도 같이 해주고, 출산편지를 읽는 시간을 갖는다. 또한 우리병원 수술실에 근무하는 간호사들도 대부분 '사랑수탄생' 강의를 들었으며, 또한 직접 사랑수탄생으로 분만한 직원도 많이 있다. 그래서 제왕절개에 참여하는 의료진들은 모두 이 시간의 중요성을 잘 알고 있기 때문에 서로 공명이 잘 되고 출산편지 낭독시간에도 모두 집중해서 듣는다. 그중에서 동동이의 편지가 많은 이들의 마음을 울렸다.

　동동아! 맨 처음 너의 임신사실을 알았을 때 엄마 아빠는 발을 동동 굴렀단다. 그래서 너의 태명이 동동이야. 너를 예뻐하는 마음에 발을 동동 구르고 너를 기다리는 마음에, 보고 싶은 마음에도 발을 동동 굴렀단다. 우리 이제 곧 보는구나. 엄마 뱃속에서 따뜻하게 보호받는 느낌이었겠지만 얼마나 답답했을지 알고 있어. 이제 세상에 나와서 아빠, 엄마랑 많은 것들을 함께 보고 느끼고 맛보자꾸나. 사랑한다! 앞으로 함께 할 시간들이 기대되는구나. 진심으로 고맙고 환영한다.

　여보야! 꽤 긴 시간 동안 고생했다. 내가 더 잘해줬어야 했는데 후회가 되는구나. 과학의 기술이 발달해서 가능하다면 둘째는 내 배에서 키우자꾸나. 그대와 함께여서 너무 행복하고 좋았어. 앞으로도 더 많이 기대되고 설레네. 여보야! 지금까지 함께 기다렸던 시간들이 소중하게 생각된다. 고마워, 사랑한다.

별 것 아닌 몇 줄의 글이라고 생각되겠지만, 수술실에서 출산편지 낭독을 직접 들으면 감동이 크다. 동동이 아버님의 편지가 주위사람들의 마음에 공명을 일으켜 한동안 수술실은 감동에 젖어 깨어날 줄 몰랐다. 둘째는 아빠 배에서 키우겠다니 재치가 넘쳤다. 울다가 웃다가, 수술을 하고 있는 나도 눈시울이 붉어져서 잠시 마음을 가다듬는 시간이 필요했다.

부부태교대학

.
.
.
.

한정된 진료시간에는 산모님에게 태교 이야기를 자세히 해줄 수가 없어서 몇 년 전부터 나는 주말을 이용해서 부부태교대학을 운영해왔다. 한 달에 한 번 토요일과 일요일에 걸쳐 4시간씩, 총 8시간 동안 4개의 테마(사랑수탄생, 음악태교, 음식태교, 공명버딩)로 나누어서 우리병원에서 강의를 한다. 여기에는 계획임신, 태교, 자연출산, 육아 등 임신부와 남편, 가족들이 꼭 알아야 할 내용들이 포함되어 있으며, '공명'이라는 주제로 강의들은 모두 연결된다. 내가 굳이 주말을 택한 것은 남편의 참여가 태교의 성공 여부에 매우 관건적이기 때문이다. 그래서 남편이 꼭 참여할 수 있도록 이름도 '부부태교대학'으로 하였다. 하루 4시간의 강의는 긴 시간이지만 산모님과 남편들은 힘들거나 지루한 기색이 없고 강의가 끝난 후에도 자리를 뜰 줄 몰랐다.

한번은 강의실 앞줄에 앉아서 아주 열심히 강의를 듣는 한 부부가 계셨다. 특히 음악태교 강의 후에 질문도 하고 아주 열성적이셔서 나중에 태명을 물어보니 '봉쥬르'라고 했고 아빠는 아마추어 오보에 연주자였다. 강의 후 며칠 뒤 봉쥬르 아버님이 부부태교대학 후기를 올리셨다.

봉쥬르 아빠의 부부태교대학 후기

인간 하나를 만들어내는 일인데 '임신-출산-육아'로 이어지는 과정을 그냥 되는대로 하면 안 되겠다는 생각으로, 계획임신을 하기 위해 몸을 만들고 마음을 다해서 봉쥬르가 다행히도 어려움 없이 저희 부부에게 찾아왔습니다. 임신 후 저는 몇 해 전 봤던 sbs 다큐 '자연주의 출산'이 떠올려졌고, 그것에 대해 많이 알아봤었습니다. 그래서 이교원 교수님은 저에겐 아주 친숙한 산부인과 선생님이셨지만, 선뜻 강북삼성병원으로 출산병원을 정하기에는 걸리는 점이 있었습니다. 아무래도 상급병원이 가지는 환경이 자연주의 출산에 적합하지는 않을 것 같다는 생각에 마음을 접고 있었는데, EASY BIRTH 센터가 생겼다는 희소식을 기사로 접하고 바로 병원에 진료예약을 하고 예약일 바로 전날에 있는 부부태교대학도 신청했습니다. 태교에 대해 관심이 많았던 터라 그동안 많은 서적과 다큐를 보면서 공부해왔던 저에게 이교원 교수님의 강의는 하나의 완전체인 태교의 완성본이었습니다. 제가 여기저기서 꿰어 왔던 지식들이 하나로 다 같이 융합되는 시간이었습니다. 저에겐 단순 태교에 대한 강의가 아니라 인생에 대한 강의였습니다.

태교에 대한 정보가 없었던 분들은 정보에 충격을 받으셨을지도 모르겠지만, 저는 오히려 태교대학을 통해서 이교원 교수님이라는 한 의사에 대해 충격을 받았습니다. 진정 인간을 이해할 수 있는 철학 있는 의사 선생님의 손에서 진료가 이뤄지고 출산이 이뤄진다는 생각이 저를 떨리게 합니다. 그 손으로 봉쥬르 인생의 첫 마중을 해주실 것을 생각하면 출산에 대한 어떤 고민도 떨치게 됩니다. 미셸 오당 박사가 산과의사 손에 인류의 미래가 달려있다고 하더니 정말 그게 틀린 말이 아닐 것 같습니다. 정말 이교원 교수님께 무한 신뢰와 무한 엄지손가락을 보내드립니다.

PS: 태교대학 강의를 듣고 나니 EASY BIRTH센터가 아닌 상급병원의 삭막한 수술실

같은 분만실이었어도 이교원 교수님과 같은 의사선생님이 받아주신다면 장소가 중요하진 않다는 생각을 했습니다. 출산에 정말 중요한 환경의 하나인 의사 선생님(의료진)에 대한 고려보다 병원의 물리적 환경에 더 신경을 써왔던 것이 아닌가하고 반성하게 됩니다. 저희 부부나 봉쥬르에게 좋은 wave를 주는 의료진과 공명할 수 있음에 감사합니다.

- 봉쥬르 엄마 & (교수님 허락으로 오보에 연주 리스트 작성에 여념없는)

봉쥬르 아빠 드림 -

봉쥬르 아버님은 며칠 후 외래 진료에 부인과 같이 오셔서 부부태교대학 이후 평소 취미로 연주하던 오보에로 '넬라 판타지아(Nella Fantasia)'를 연습하기 시작했고 봉쥬르가 태어나는 날 연주하겠다고 하셨다. '가브리엘의 오보에'와 '넬라 판타지아'를 강의시간에 듣고서는 너무 감격해서 결심을 했다고 하셨다. 그리고 부인의 진료 때마다 함께 오셨다. 정말 훌륭한 아버님들이 많이 계시다는 것을 느낀다.

2014년 11월 3일 드디어 봉쥬르가 태어났다. 재미있게도 그 날은 나의 생일이었다. 봉쥬르는 고맙게도 내가 생일저녁식사를 하도록 배려를 해주어서 밤 10시를 넘겨 태어났다. 사랑수탄생 할 때에 봉쥬르 아버님의 넬라 판타지아 오보에 연주가 흘렀다.

환상 속에서 나는 올바른 세상을 봅니다
그 곳에선 누구나 평화롭고 정직하게 살아갑니다
나는 저기 떠다니는 구름처럼
항상 자유로운 영혼을 꿈꿉니다

깊은 곳까지 박애로 충만한 영혼을

환상 속에서 나는 바른 세상을 봅니다
그 곳은 밤에도 어둡지 않습니다
나는 저기 떠다니는 구름처럼
항상 자유로운 영혼을 꿈꿉니다
깊은 곳까지 박애로 충만한 영혼을...

환상 속에는 친구처럼 따뜻하고
편안한 바람이 붑니다
나는 저기 떠다니는 구름처럼
항상 자유로운 영혼을 꿈꿉니다
깊은 곳까지 박애로 충만한 영혼을...

산후 외래에서 뵌 아버님은 봉쥬르가 태어난 후에도 아빠가 태교해주던 시간대였던 퇴근 후 저녁 9시에 특히 잘 논다면서 태교 전도사가 되겠다고 다짐하셨다. '태교가 널리 정착되어 세상이 판타스틱(fantastic) 해졌으면...' 나는 넬라 판타지아(Nella Fantasia) 선율 속에 소원을 빌었다. 봉쥬르는 내게 멋진 생일 선물을 안겨주고 태어났다.

자연출산센터 'EASY BIRTH'

⋮

'EASY BIRTH'는 우리병원의 자연출산센터 이름이다. 이지버스, 우리 말로 '순산(順産)'이다. 수월하고 원만하게 아기가 출생하게 한다는 뜻을 담았다. 나는 평소 산모님께 '나는 순산한다.' '나는 순산할 수 있다'는 공명을 보내라고 말씀드린다. 좋은 말로 자기암시를 주는 것은 정말 효과가 있기 때문이다. 나 역시도 항상 공명을 보낸다. 'EASY BIRTH에 오시면 순산하십니다!'

태교를 공부하면 할수록 출산 자체의 중요성이 다가왔다. '태교의 완성은 출산이다'라는 생각이 머리에 스치면서 우리 병원에 자연출산센터를 세우는 것이 또 하나의 목표가 되었다. 좀 더 편안한 곳에서 산모님과 태아를 만나게 해주는 것이 필요하다는 생각에서였다. 원장님 이하 경영진을 끈질기게 설득한 결과 마침내 2014년 5월 '자연출산센터 이지버스(EASY BIRTH)'를 오픈하게 되었다.

첫 탄생은 만덕이였다. 만덕이 아버님은 만인에게 덕을 베풀라고 태명을 '만덕이'로 지었다고 하시면서, 나에게 만덕이 사진을 강의 때 많이 사용해달라고 하셨다. 그것도 덕을 베푸는 일이라고 생각하셨다.

별이 이야기

어느 날 별이란 태명의 아이를 임신한 산모님이 진료를 받으러

오셨다. 첫째와 둘째를 모두 서울에서 제일 유명한 종합병원에서 낳았는데, 셋째는 꼭 자연출산을 하고 싶어서 오셨다고 했다. 별이 어머님이 쓰신 출산계획서를 소개하고 싶다. 자연출산에 대한 이론보다 산모님의 경험담이 더욱 와 닿을 것이다.

〈자연출산계획서〉

"나는 왜 자연출산을 선택했는가?"

첫째와 둘째 모두 무통으로도 건강하게 잘 낳았는데, 새삼스럽게 자연출산으로 셋째를 낳아보고 싶다는 말에 우선 별이 아빠는 반대를 많이 하였습니다. 워낙 다정해서 아내가 원하는 것은 대부분 들어주는 남편이지만, 몇 번의 설득에도 쉽게 맘을 돌리지 않았습니다. 세 번쯤 설득하려던 날에는 "왜 갑자기 불필요한 아픔을 경험하려 하나"며 "아내가 아픈 것을 볼 자신이 없으니 그럼 혼자 낳으라"는 말에 저는 왈칵 울어버렸습니다. 결국은 아내의 눈물 앞에 맘이 약해졌는지 일단 방문해서 상담만 받아보자고 하더니, 출산준비교실도 참석해주고 이렇게 출산계획서도 함께 쓰게 되었습니다.

자연출산을 선택한 이유

자연출산센터를 찾게 된 첫 번째 이유는 첫째와 둘째를 낳았을 때 엄마 젖 냄새만 맡게 한 뒤 신생아실로 바로 데려가는 것이 싫었습니다. 아이 상태를 빨리 확인해야 하는 거려니 했는데, 그러지 않아도 아이 건강에 아무 문제가 없다면 조금이라도 아이와 함께했으면 하는 마음 때문에 교수님을 찾게 되었습니다. 기억해

보면 무통이었지만, 아이를 낳고 나서 몸도 춥고 목마르고 힘도 없어서 아이를 계속 안고 있기는 힘들었을 것 같긴 했습니다. 그래도 엄마 품에서 십 분도 같이 못 있다가 바로 데려가는 것이 맘이 아팠습니다.

두 번째 이유는 이교원 교수님의 '생애 첫 1시간이 인간의 모든 것을 결정한다(개정판-사랑수탄생)'를 읽고 그렇게 중요한 출생 후 첫 한 시간을 셋째에게만은 경험하게 해주고 싶었습니다. 이기적이게도 출산 때 아이가 더 아플 것이라는 생각은 전혀 하지 못했었습니다. 첫째도 33살에 낳게 되어서 노산이라는 생각에 무조건 큰 병원을 찾았고, 출산방법이 '선택'이라는 생각은 하지 못했었습니다. 첫째, 둘째 모두 물론 아빠는 계속 함께 해주었지만, 아빠는 Father's High를, 별이에게는 트라우마 없이, 첫째와 둘째, 우리 가족 모두가 함께하는 '사랑수탄생'을 경험해보고 싶기 때문입니다.

세 번째 이유는 저희 부부는 아이들과의 애착관계가 다른 부모에 비해서 조금 약한 것 같다는 자책을 가끔씩 합니다. 애착관계가 더 잘 형성된 가족이 되고 싶습니다. 놀기 좋아하는 엄마의 철없는 성격, 아이들을 엄마, 아빠보다 더 잘 돌봐주시는 할머니, 할아버지와 함께 사는 이유가 크겠지만, 셋째마저도 엄마가 배 아프지 않고 낳았다는 그런 후회를 하고 싶지 않다는 생각도 있습니다. 무통의 탓이라고는 생각하지 않지만, 첫째 딸이 엄마가 무통 주사약 맞으며 기다렸던 시간은 유독 길었습니다. 저희보다 조금 먼저 온 산모에게 문제가 생겨 무통 주사를 맞으며 주현이가 나와야 할 시간에 엄마 뱃속에 있었기 때문에, 제가 바로 분만실로 가지 못하고 대기를 오래 했어야 했는데, 그렇게 힘든 시간을 엄마 뱃속에서 있어서 그랬는지 태어나서도 몇 달을 지나도록 엄청 많이 울고, 토하고, 잠도 잘 못 자는 아이였습니다. 첫 아이에 대한 엄마와 아빠의 서투름도 있었겠지만, 할머니와 도와주시는 분의 도움이 있었는데도 7~8개월이 지나도록 이렇게 우는 아이가 있을까 싶을 정도로 밤낮없이 많이 울었습니다. 무통의 이유는 아닐 수 있지만, 그런 이유가 아니었을까 하는 그런 후회를 하고 싶지 않습니다.

네 번째 이유는 회음부 절개입니다. 첫째, 둘째의 경험이 있어서 아마도 회음부는 이미 다소 손상이 되었을 것 같다는 생각입니다. 첫 아이를 낳고 요실금 중상도 약하게 있었는데, 생활에 지장이 있을 정도가 아니라 그냥 방치한 것이 둘째 때 더 심해졌고, 지금은 셋째를 낳고 몸이 회복되면 치료를 해야 할 상황인 거 같습니다. 회음부 절개가 당연히 필요한 줄 알았는데, 그로 인해 요실금과 배뇨장애가 생긴 것 아닌가 하는 생각입니다.

출산계획서를 읽으면서 나는 별이 어머님께서 원하시는 것을 단번에 알 수가 있었다. 내가 잘 도와주어야지, 별이를 만나는 날 후회가 남지 않도록 노력하자고 다짐하며, 생애 첫 1시간을 잘 보내기 위해서는 태교가 매우 중요하기 때문에 지금부터라도 늦지 않았으니 남편과 함께 부부태교대학을 수강하시도록 말씀드렸다. 다음은 별이 어머님이 태교대학을 수강하고 남기신 후기이다.

〈별이 엄마의 부부태교대학 후기〉

안녕하세요? 이제 36주 된 별이 엄마입니다. 자연출산에 반대했던 남편은 병원을 함께 와보고, 교수님도 만나보면서 조금씩 마음이 돌아섰다가 출산준비교실과 부부태교대학 강의를 들은 후에는 '잘할 수 있을 것 같다'고 말해주네요. 회사 사람들에게도 셋째는 함께 낳아야 하니 출산일까지 금주해야 한다고 '선포'했다고 합니다. 애는 여자가 낳는 거라고 말하는 회사 사람들에게 '자연출산에 대한 설명도 해주었다고 하고요. 어떻게 전달을 했는지는 모르겠지만, 역시 이상한 부부라는 말을 들었다고는 하지만, 내심 이번 선택을 좋아하는 눈치입니다. 아빠의 부족했던 지난 36주의 태교를 속성으로 마스터 하고 있는 별이 엄마 아빠입니다. 모두 교수님과 강북삼성병원 EASY BIRTH의 부부태교대학 덕분입니다. 아기들은 뱃속에 있을 때부터 모두 성격이 다른 걸 느낄 수 있습니다. 별이는 유독 활발한 아이 같습니다. 태동도 심하고 엄마한테 말도 많이 걸려는 것 같고 좀 장난꾸러기 같아 보입니다. 우리 별이를 건강하게 만날 날을 기대하며 태교대학 후기를 마칩니다. 이런 좋은 강의가 계속되기를 기원합니다.

별이 엄마, 아빠 드림.

별이 어머님은 강의 이후로 출산에 자신감이 생겼고 EASY BIRTH 버딩룸에서 자연출산으로 별이를 순산했다.

〈별이 엄마의 임신, 태교, 출산 후기〉

8월 23일 오전 11시반 건강한 별이를 만났습니다. 후기를 쓰기 전에 별이를 이렇게 특별하게 만나게 해주신 이교원 교수님과 EASY BIRTH 선생님들께 고맙다는 말씀부터 드리고 싶습니다. 첫째, 둘째 모두 무통으로 건강하게 잘 낳았고, 그때도 나름 최고의 병원, 최고의 시설에서 첫째와 둘째를 맞이하였다고 우리 부부는 믿고 있었는데, 별이를 만난 감동과는 비교할 수가 없는 것 같습니다. 별이가 셋째라서 집에 음식태교, 음악태교, 태교동화 등등 많은 책이 있어서 이번에는 태교 책을 사지 않다가 30주가 다 돼서 우연히 이교원 교수님의 '생애 첫 1시간이 인간의 모든 것을 결정한다(개정판 – 사랑수탄생)'는 저서를 읽게 되었습니다. 교수님의 책을 읽고 별이는 병원을 바꿔서 자연출산으로 낳고 싶다는 엄마 말에 아빠의 '강력한' 반대가 불과 몇 달 전이었는데, 별이를 만난 날 아빠는 "첫째와 둘째에게도 이렇게 해주지 못한 게 너무 아쉽네요."라며 별이를 안아주고 있습니다. 자연출산을 선택한 대부분의 이유가 별이를 위한 선택이라 믿고 선택했는데, 낳고 보니 별이 뿐만 아니라 엄마와 아빠를 위해 정말 잘한 선택이었다는 생각입니다. 첫째 둘째를 낳았을 때는 젖 냄새만 맡게 한 뒤 신생아실로 데려갔던 것과 달리 별이를 낳고 한 시간 가까이 안아주고, '사랑 수탄생'도 해주시고, 아빠의 편지를 읽어주는 내내 전혀 울지 않고 편안해 하는 별이를 보니 너무 행복했습니다. 이름을 불러주니 눈을 떠서 엄마를 찾는 모습에 정말 출산이 큰 축복이고 행복이라는 생각을 하게 되었습니다.

별이를 낳고 보니 이곳의 'EASY BIRTH'라는 이름은 참 잘 지은 생각이 듭니다. 주변에서 이야기하는 아이를 낳는 고통은 총을 맞는 고통보다 심하다, 정말 세상이 노래져야 혹은 죽기 직전이 되어야 아이를 만난다는 말은 이곳 자연출산센터 '이지 버스'에서는 아닌 것 같습니다. 물론 힘들지 않은 과정은 아니지만, 조산사 선생님이 처음부터 끝까지 도와주시고 남편이 함께 해주니 생각했던 것보다 훨씬 수월했던 것 같습니다. 과정에 비해 결과가 너무 행복한 출산 경험이었습니다. 주말인데도 나오셔서 별이를 직접 받아주신 교수님께도 뭐라 감사를 드려야 할지 모르겠습니다.

아이를 낳고 몸의 회복도 무통과는 비교할 수 없게 좋습니다. 무통도 약이라 그런지 많이 붓고 물도 못 마시고 일정시간 금식을 하고, 주변 분들께 문자 보낼 힘도 없었던 과거와는 달리, 낳고 나서도 바로 몸이 참 편안합니다. 아빠가 엄마는 출산 체질이라고 말할 정도로 몸이 가볍습니다. 엄마, 아빠가 이렇게 행복한데, 별이는 얼마나 행복하고 편안할까 하는 생각입니다.

너무 좋았고 감사하다는 내용을 쓰고 싶어서 쓰다 보니 두서없이 후기를 쓴 것 같습니다. 정말 계속 감사하다는 말 밖에 떠오르는 말이 없어 다시 한번 감사드린다는 말로 출산 후기를 마치겠습니다.

2014년 8월 25일 강북삼성병원 EASY BIRTH 버딩룸에서, 별이 엄마 아빠가 이쯤에서 'EASY BIRTH'로의 초대장을 접고자 한다. 사실 내가 어떻게 글로 잘 표현한다 하여도 부족하고 모자란 부분이었다. 많은 분들이 '태교'와 '사랑수탄생'을 반신반의하신다. 자연출산이나 사랑수를 하지 않아도 아이를 낳을 수 있고, 나는 그분들의 의견을 존중한다. 별이 엄마의 말씀처럼 산모는 출산을 '선택'할 수 있다. 그러나 태아에게 '탄생'은 선택이 아니다. 건강하고 평화로운 탄생을 누릴 태아의 권리는 태아가 아닌 우리의 그 '선택'에 달려있다. 나는 EASY BIRTH로 여러분을 초대할 뿐이다. 처음엔 반갑지 않았다 할지라도 그것을 읽는 동안 여러분이 시간 가는 줄 몰랐고, 한동안 여러분의 출산에 대한 근심을 잊었다면 이 초대장을 버리지는 말라. 그것은 내가 아닌 태아의 간절한 초대장일지 모르기 때문이다.

제8장

태교한 그대로 태어난다

출생 트라우마가 없는 아이들

∙
∙
∙
∙

나는 부부태교대학 강의에 빠짐없이 참석하고 후기를 쓴 부부에게 태교대학 수료증을 건네면서 이야기한다. 훗날 아기가 성장했을 때 수료증을 꼭 보여 주면서 '엄마와 아빠가 네가 뱃속에 있을 때 태교를 정말 열심히 했다'고 말해주라고. 또 이런 부부들에게는 훌륭한 부모가 될 자격이 충분하다는 말을 전한다. 비록 종이 한 장이지만 수료증을 받는 부부들 모두 진심으로 기뻐한다. 그 가치를 진정으로 아는 것이다.

나는 '사랑수탄생' 아이들이 어떻게 자라고 있는지 궁금하기도 하고, 태교를 할 때처럼 잘 키우는지 확인도 할 겸 부모님들께 가끔 전화를 한다. 전화를 받는 엄마들은 정말 반가워한다. 그리고 연신 고맙다고 한다. 아기가 어떻게 지내느냐고 물으면 대부분 비슷한 대답을 한다. 그 내용을 요약해보면 다음과 같다.

우선 아기가 순하다. 산후조리원에 있을 때도 아기가 순해서 돌보는 일이 수월하다. 아기가 평소에는 물론 기저귀를 갈 때도 울지 않아서 산후조리원 선생들이 감탄을 할 정도다. 아이 성품도 착하다. 사랑수탄생을 한 아이들은 대체로 말을 빨리 배우고, 말귀도 잘 알아듣고, 걸음마를 빨리 떼고, 부산하거나 산만하지 않다. 또 한 가지 일에 집중을 잘한다.

또한 태교 때 불러 주던 노래를 해주면 울다가도 웃으며, 밤에는 잠을 아주 잘 잔다. 노래를 불러주면 따라 하는데 그냥 잠깐 동안이 아니라 노래가 끝날 때까지 마치 아는 노래라도 되는 듯 옹알거리기도 한다. 한동안 듣지 않던 태교 노래를 들려주면 금방 안정이 되고 편안해 하는데 태교 때 들려준 음악을 기억하는 게 아닌가 싶다. 태교 때 동화책을 많이 읽어 준 아기는 생후 20일째 그 책을 다시 읽어주니 방긋 웃었다. 그 아기는 장난감보다 책을 가지고 노는 시간이 더 많다. 기억력과 인지 능력이 좋고, 행동이 의젓하고 건강하다.

이제 막 돌이 지난 아기가 양보할 줄도 알아서 먹을 것이 있으면 엄마나 아빠에게 먼저 건네고 자기는 나중에 먹는다. 사람이 많이 모인 곳에 가면 낯을 가리거나 엄마만 찾는 일도 없고, 엄마가 있는 것을 확인한 후에는 다른 아이들에게 다가가 손을 잡고 잘 노는 아이도 있다. 어린이집에 다니는 아이들은 배려하는 마음이 있어서인지 친구를 잘 사귄다. 또 어린이집 생활에 빨리 적응해 선생님의 사랑과 관심을 많이 받는다. 아이들의 친화력과 집중력, 사회성, 환경에의 적응력과 학습능력 등이 상당히 좋은 것 같다며 엄마들은 기뻐한다. 결국 사람이나 주위 환경과 공명이 잘되는 아이란 뜻이다.

사랑수로 세상과 공명하다

무엇보다 사랑수로 태어난 아이는 엄마와 교감이 잘된다. 엄마들은 아기를 키우는 일이 전혀 힘들지 않고 재미있고 보람되어 사는 게 즐겁기만 하다. 이 아이들은 가족과 친구들, 사회와 공명하는 것을 이미 알고 있다. 남을 위하고 배려하는 마음이 자연스럽게 이 아이들의 뇌리에 각인되어 있다. 신뢰의 호르몬 '옥시토신'으로 프로그래밍 된 덕분이다. 이십여 년 후 이 아이들이 본격적으로 사회에 진출할 때는 우리 사회가 분명 달라질 것이다. 자기 아이에 대해 말해주는 엄마들 목소리에 활력이 넘쳤다. 나는 통화하는 내내 아름답고 성숙된 생명의 파동을 느꼈다.

태교가 잘되고 출생 트라우마가 없는 아이들은 세상에 대한 벽이 없다. 세상의 모든 정보와 경험을 빠르고 쉽게 잘 받아들이고, 따라 하고, 입력하고, 다시 내보낸다. 그래서 성장과 발육이 빠르고, 건강하고, 사람을 잘 따르고, 성격도 원만하다. 그렇지 못한 아이들은 세상과 일정한 거리를 두고 있다. 그 거리감은 아이에 따라 길 수도, 다소 짧을 수도 있다. 트라우마로 인해 상처를 입었기 때문에 경계와 방어의 담을 쌓고 세상을 본다. 그러니 세상과 공명이 잘될 리 없다. 이런 성향은 쉽게 바뀌지 않는다. 아이의 본성과 기질, 건강과 질병, 가치관과 직업, 아이의 운명이 이로 인해 결정된다. 이것이 극단적으로 표출되는 경우가 바로 자폐증이다. 트라우마는 크든 작든 아이의 미래에 반드시 영향을 미칠 수 있음을 알아야 한다.

아이가 유치원에 다니기 전 만 3세까지는 뇌의 성장과 발달이 무엇보다도 중요하다. 따라서 태교 때처럼 하루에 2시간 정도는 모차르트, 비발디 등의 클래식 음악을 들려주거나 가곡 및 동요 등을 불러 주고, 동화책도 읽어주고, 또 대화를 많이 해주어야 한다. 사랑하는 마음으로 아기를 많이 안아주면 촉각, 즉 피부를 통해서도 뇌로 자극이 많이 가므로 뇌 발달에 좋다.

사랑수탄생 아이들이라서 '무엇이 좋고 무엇이 뛰어나다'는 것을 말하고자 함이 아니다. 사랑수로 태어난 아이들은 세상과 사람에 대한 적의가 없다. 모두 '정상적이고 건강한' 아이들이다. 우리 사회의 어둡고 아픈 현실, 더럽고 썩고 병든 부분은 모두 건강하지 못한 사람들이 관계되어 있다. 그들의 영혼과 마음의 장애, 신체적 상처와 정신적 결핍, 비뚤어지고 뒤엉킨 공명의 회로. 그들의 트라우마가 바로 우리 사회의 트라우마가 되고 있는 것이다. 특별한 아이를 만들기 위해 태교를 하는 게 아니다. 건강하고 정상적인 아이를 얻기 위해, 그러한 사회와 그러한 나라, 그러한 인류를 만들기 위해 태교를 하는 것이다.

우리는 태교한 그대로 아이를 얻게 된다. 우리가 사랑수를 만들면 아이는 사랑의 인간이 된다. 사랑수탄생 아이가 많아지면 세상은 분명 지금보다 더 많은 사랑으로 가득 찰 것이다.

'신뢰의 호르몬'으로 다시 태어난 산모들

.
.
.
.

　부부태교대학 강의와 순산 리허설을 열심히 듣고 태교를 열심히 한 부부는 진통 때나 출산 시 확실히 특별함이 있다는 것이 우리 EASY BIRTH 가족들의 공통된 의견이다. 이런 산모는 진통이 엄습할 때 '참을 수 없으니 수술해 달라'는 말을 절대로 하지 않는다. 본인이 아픈 것보다는 자궁 속의 아기가 더욱 힘들다는 것을 잘 이해하고 있는지라 묵묵히 진통을 이겨낸다. 아픈 것을 억지로 참는 것이 아니었다. 이분들은 강의를 듣고 책을 읽고 난 후 인식이 바뀌었기 때문에, 실제로 아픔을 덜 느끼고 산고에 대처하는 에너지가 충만했다. 남편도 진통은 부모가 되기 위해 꼭 필요한 것이라는 점을 잘 알기 때문에 의료진에게 협조적이다. 어떤 남편은 집에서 장문의 출산편지를 미리 준비해와서 의료진을 감동시키기도 했다.

　태교를 열심히 하고 임신부 운동과 같은 산전 관리를 잘한 산모들은 대부분 예정일 즈음에 진통이 온다는 사실을 최근에 알게 되었다. 나는 지금까지 예정일이 1~2주 지나도 진통이 오지 않는 이유가 무엇인지 몰랐다. 아니 관심도 없었다. '왜?'라는 생각을 해보지 않았고 그냥 촉진제를 사용해 유도 분만을 했다. 태교에 관심을 갖고 임신부들과 대화를 많이 나누다 보니 예정일을 넘기거나 예정일보다 빨리 진통이 오는 것은 태교와 임신부 운동의 부족, 그리고 임신부의 스트레스와 식생활과 관계가 많다는 것을 알게 되었다. 스트레스도 태교를 열심히 하면 생기지 않고 운동도 태교를 위한 한 가지 방법이니, 정답은 결국 태교에 있다. 예정일을 지킨다는 것이 얼마나 중요한가는 다시 언급할 필요도 없다.

나는 태교를 열심히 하고 '사랑수탄생' 산모님들 가운데 분만 후 다시 직장에 다니는 분들에게 전화를 걸어 보았다. 한 엄마는 처녀 때는 아기를 별로 안 좋아했는데, 출산 후부터는 모든 아기가 다 예뻐 보인다고 했다. 어떤 사람은 과거에는 낯을 가리는 성격이라서 다른 사람들과의 교류를 좋아하지 않았는데 현재는 모르는 사람들과 만나서 이야기하는 것이 어색하지 않는 등 성격이 매우 사교적으로 변했다고 한다. 당연히 직장 동료들과의 관계도 더 좋아졌고, 웬만한 일은 너그럽게 이해하려는 마음이 생겼단다. 예전 같으면 부르르 떨며 화낼 일도 지금은 화를 내지 않는다고 했다. 성격이 좋아지고 남을 배려하는 마음이 생긴 것 같다는 것이다. 타인에 대한 관심이 높아지고 인간에 대한 이해가 깊어진 느낌이 드는 등 전반적으로 주위에서 성격이 좋아졌다는 평을 자주 듣는다고 했다. 산모가 태교를 통해 스스로를 리프로그래밍하게 된 것이다.

이런 변화가 자연분만 때 나오는 사랑과 신뢰의 호르몬인 옥시토신의 영향인 줄은 대부분 모르고 있었다. 그렇지만 그것이 태교를 잘한 덕분이라는 점은 모두 알고 있었다. 몸과 마음의 긍정적 변화. 누군가에게 좋은 것을 주면 나부터 좋아진다는 것이 태교의 가장 큰 미덕이다.

최근 놀라운 경험을 했다. 둘째를 임신한 여성이 진료를 올 때마다 4살인 첫아이가 태교를 매우 잘해준다고 했다. 나는 동생과 각인을 시켜주는 것이 중요하다고 말하면서 출산 때 꼭 첫아이를 데리고 오라고 했다. 그리고 예정일이 5월 26일이었는데 첫아이가 5월 22일에 동생이 태어난다고 했다는 것이다. 산모는 첫아이가 동생이 태어난다는 것을 아는 데 만족했기에 날짜는 크게 신경 쓰지 않았다고 한다. 그런데 정말 신기하게도 5월 22일 오전 11시경 진통이 와서 분만실로 왔다. 그리고 그날 오후 3시 39분에 순조롭게 분만을 했다. 더욱 신기한 것은 그날 아침에 첫아이가 오후 2시 30분에 동생이 태어날 거라고 했다는 것이다. 1시간 정도 차이가 있었지만 거의 정확하게 동생이 태어나는 날짜와 시간을 맞힌 것이다.

우리는 아이가 아무것도 모른다고 생각한다. 하지만 우리가 아는 것을 아이들이 모르는 대신 우리가 모르는 것을 아이들은 알지도 모른다. 우리가 살면서 좋은 것에 눈을 뜨면 인생은 놀라운 일들의 연속이다. 보이지 않던 것이 보이고 들리지 않던 것이 들린다. 혹시 아는가? 미래에는 4살 난 꼬마처럼 태아와 통신할 수 있게 될지 말이다.

'태아사랑'의 부재(不在)

.
.
.
.

　나에게 진료를 받는 임신부들이 모두 태교를 잘하는 것은 아니다. 태교에 대한 이야기를 해 주어도 별 관심이 없는 부부들도 있다. 뱃속 아기와 이야기하고 노래를 불러 준다는 게 쑥스럽고 낯선 것이다. 이들은 몇 달후 어김없이 '진통을 참을 수 없으니 무통분만을 해달라, 제왕절개를 하고 싶다'는 말을 한다. 또한 예정일이 지나도록 진통이 오지 않는 경우가 대부분이다. 이때는 어쩔 수 없이 유도분만을 해야 한다. 유도분만을 시도하다가 제왕절개를 하거나, 다행히 자연분만에 성공하더라도 난산이 되는 경우가 흔하다. 이런 임신부들은 내가 아무리 태교를 강조해도 이해하지 못할뿐더러 부부태교대학 강의를 들으라고 하면 바쁘다는 핑계로 단한 번도 듣지 않은 사람들이다.

　어느 날 새벽에 분만실에서 걸려 온 전화를 받았다. 아기가 잘 내려오지 않아 산모가 너무 힘들어 한다고 했다. 얼마 후 다시 전화가 왔다. 산모가 더는 못 참겠다며 그냥 수술하겠다고 소리친다는 것이었다. 나는 그녀의 이름과 아이의 태명을 물었다. 그 산모는 부부태교대학 강의도 듣지 않았고, 태교에 관심이 없던 사람이었다. 태아가 잘 내려오지 않거나 진통만 계속되고 진행 속도가 느린 산모도 흔한데, 신기하게도 이들은 모두 태교를 하지 않은 산모들이다. 태교를 하지 않으면 분만이 상당히 힘겹고 고통스럽다. 이는 태아와 엄마가 서로 다른 생각을 하고 있기 때문이라고 나는 판단한다. 태아는 좁은 산도를 빨리 빠져나가 엄마 얼굴을 보고 싶은 마음이지만, 엄마는 아픈 것이 두렵고 싫기 때문에 조금 참다가 그냥 수술하면 된다는 마음이다.

이들은 공통점이 있다. 아이를 가슴 위에 올려주려고 하면 약간 멈칫한다. 태교를 열심히 한 산모와는 사뭇 다른 모습이다. '이 아이가 정말 나의 아이인가?'하는 의구심 섞인 표정을 잠깐 짓기도 한다. 아기를 안는 것도 부자연스럽다. 올려주니까 억지로 안는 듯한 모습이다. 이런 부자연스러움 속에 한참 있다가 나중에야 모성이 생기는 것 같다. 아이를 외면하지는 않더라도 자신의 고통에서 벗어난 뒤에야 아이를 돌아보게 된다. 그때는 각인의 순간이 이미 지나간 후다. 사랑수로 출산한 산모가 자신의 고통이 자식의 어여쁨으로 대체되는 순간을 맛보고 있을 때, 태교를 하지 않은 산모는 산고의 마지막 후유증을 앓고 있는 것이다.

아빠도 마찬가지다. 아기가 나오기 전에 '출산편지'를 작성하라고 하면 왜 이런 편지를 써야 하는지 모르겠다면서 쓰지 않는다. 아기가 태어난 후 엄마 가슴 위에 있는 아기 곁으로 가까이 오라고 하면 순간 멈칫한다. 그리고 얼굴에 기쁜 표정이 없다. 모든 상황이 생소하다는 표정이다. 탯줄을 자르는 것이 싫다는 아빠도 있다. 태내에 있을 때 아기와 한 번도 교감을 하지 않았으니 그럴 만도 하다. 이들은 아기가 사랑수에 있는 것이 어떤 의미인지를 전혀 모른다. 부부에겐 무의미한 시간이 흘러가고 아기는 멀뚱히 물속에 잠겨 있다. 사랑수는 우리 마음의 파동이 담긴 것이기에, 그것이 없다면 그냥 따뜻한 물일 뿐이다. 공명과 친숙함은 사라지고 물에 담긴 것은 그저 산고의 잔재, 그리고 엄마와 아빠가 된다는 어색함과 낯설음 뿐이다. 태교를 잘하지 않고 분만실에서 처음 아기와 교감을 하면 이렇게 될 수밖에 없다. 나는 이런 상황이 오면 이해를 하면서도 한 편으론 마음이 아프고 무거워진다.

'태교를 하지 않은 부부가 나의 환자가 될 수 있는가?'

나는 스스로에게 이런 질문을 수없이 던졌다. 이것은 환자와 의사의 공명의 문제다. 그러나 의사로서의 만족도보다 더 큰 사명을 위해 나는 묵묵히 사랑수탄생을 한다.

여전히 갈 길이 먼 '태교문화'

:
:
:

　태교를 연구하면서 우리 병원에 오는 임신부들을 대상으로 설문 조사를 실시한 적이 있다. 내가 가장 궁금한 점은 '태교'라면 무엇을 떠올리고, '태교'에 대해 어떻게 생각하고 있을까 하는 것이었다. 우리가 일반적으로 '태교'란 단어를 말할 때 떠올리는 것은 무엇인가?

　"아, 태교 좋은 거죠. 아무래도 안 하는 것보다는 하는 게 좋지 않겠어요?"

　"태교는 뭐니 뭐니 해도 엄마가 마음을 편하게 갖는 거죠. 엄마가 편하면 태아도 편하지 않겠어요?"

　"태교는 아기와의 교감이라고 생각해요. 배를 어루만지거나 동화책을 읽어 주면 아기의 태동이 느껴져요."

　태교를 직접 경험하지 않더라도 이런 식의 대답을 누구나 할 수 있다. 이것이 태교에 대한 일반적 인식이다. 임신부들 역시 다르지 않다. 흥미로운 점은 단 한 사람도 태교가 필요하지 않다고는 생각하지 않는다는 것이다.

　이를 보면 여성이 임신을 할 경우 태교에 힘쓸 게 분명하다. 내가 태교를 권하면 특별한 관심을 가질 것이라 예상했다. 진료 시간이 모자라 별도로 태교에 대한 강의를 개설하면 지원자가 많고 참석률이 높을 것임은 자명한 일이었다. 그러나 나의 예상은 빗나가고 말았다. 진료를 받으러 오는 임신부들에게 태교 이야기를 하면 많은 관심과 흥미를 표현한다. 태교를 열심히 하고자 하는 의지도 내보인다. 그런데 왜 정작 태교를 하지 않는 것일까? 진료 때마다 태교를 강조하던 나의 말을 잔소리로 듣던 어떤 임신부는 진료실 문을 나서자마자 '아, 태교 너무 지겹다!'고 외치고 갔다고 한다. 나는 어느 순간부터 진료 시간에 설명을 많이 하는 것이 힘들어지기 시작했다.

사람들은 태교는 하고 싶으면 하고, 하고 싶지 않으면 하지 않아도 된다고 생각한다. 하지 않아도 크게 잘못되지 않는다고 여긴다. 태교를 하는 방법에 대한 생각도 제각각이다. 또 그것을 어떻게 할 것인지에 대한 생각도 구체적이지 않다. 왜 해야 하는가에 대한 의식도 없다. 기본적으로 태교가 무엇인지에 대한 개념조차 없다. 이러니 열 달간 태교를 꾸준히 한다는 것은 불가능한 일이다. 임신하면 으레 '태교를 한다'고 말하지만, 그저 잠깐의 흥미로 혹은 지루한 임신 생활의 소일거리로 할 뿐이다. 이는 태교가 아니다.

태교가 천재를 만드는 극성 교육이라는 시각도 만만치 않다. 태교에 붙어 자주 따라다니는 말이 '천재', '영재', 'IQ', 'EQ', '두뇌 계발' 등이다. 이런 견해에 대해 나는 '제발!'이라고 외치고 싶다. 태아의 뇌 발달이라는 핵심을 짚은 것은 옳다. 그러나 너무 편중되었다. 이로 인해 태교에는 '임신 중 부자연스럽고 특이하게 하는 일'이란 뉘앙스가 담기게 되었다. 지나쳤기에 모자람만 못하게 되어 태교의 본질이 왜곡돼 버린 것이다. 실제로 어떤 임신부는 이렇게 말했다.

"태교를 한다고 다들 난리던데, 그렇게 극성맞고 요란하게 뭘 해야 할 필요가 있나요? 저는 유난을 떨지 않는 것이 오히려 태아에게 좋다고 생각해요."

태교를 부탁해 !

태교가 왜 이리도 냉대받고 소외되고 있는가? 그 아름다운 의미와 긍정의 이미지에 반하는 불신과 오명은 어떻게 생겨났는가? 우리 사회에는 태교라는 이름에 쓰인 멍에가 있다. 박물관에 모셔둔 채 좋다고 구경만 할 뿐 정작 아무도 알아주지 않는 '고독한 이름'이 태교다. 나는 '태교'라는 말이 세상에 없으면 좋겠다고 생각했다. 누구에게나 처음 들어보는 말이었으면 했다. 태교에 대한 고정 관념이 너무 단단해서 그 위에 새로운 무언가를 얹는 것이 너무 힘들고 고된 일임을 경험했기 때문이다. 새하얀 백지에 그림을 그리는 일은 쉽다. 하지만 인간의 인식을 새롭게 하는 것은 정말 힘들고, 기존에 있던 것을 지우는 일은 더욱 어렵다.

태교는 누가 권해서 되는 것이 아니다. 강요하고 억압해서 이루어지는 것도 아니다. 임신부 스스로 의욕을 갖고 몰입해야 성공적으로 이루어질 수 있다. 무엇보다 태교라는 단어가 주는 '막연함'에서 벗어나 태교의 본질에 매료되어야 한다. 태교에 대한 '시큰둥함'은 인간 생존을 위한 '절실함'이 되어야 한다. 태교가 주는 '극성스러움'은 '자연스러움'이라는 본모습으로 돌아가야 한다. 본디 태교에는 막연함과 시큰둥함, 극성맞음이 없고, 우리를 매료시키는 강렬함과 절실함, 지극한 자연스러움이 담겨 있었다. 바꾸는 것이 아니라 원래대로 돌아가는 것이다.

의욕을 잃은, 무표정한 얼굴로 진료실에 들어와 '무슨 힘든 일이 있느냐'고 묻는 나의 말에 눈물을 흘리는 우울증의 임신부, 직장 일로 극심한 스트레스를 받고 입원과 퇴원을 밥 먹듯 하는 임신부, 당뇨를 앓는 상태에서 아이를 가진 젊은 임신부, 남편과 자주 다투고 삶의 낙이 없이 사는 임신부. 이들의 뱃속 아이는 역아이거나, 저체중아 혹은 거대아이거나, 조산 증세를 보일 거라는 점을 나는 안다. 그리고 이들이 분만실 문을 두드리릴 때는 어김없이 난산이 될 것이라는 점과 그 아이가 커서 어떻게 되리라는 것도 말이다.

태교가 중요하다는 것을 혼자만 아는 나의 답답함. 그러나 더 이상 태교를 설명할 방법이 나에겐 없다. 결국 여러분께 맡겨진 일이다. 태교를 부디 잘 부탁한다.

제9장

출산도 태교다

유도분만과 무통분만에 대하여

.
.
.
.

옥시토신이 중요한 물질임이 알려지자 뇌의 천연 물질을 그대로 본떠 합성해 그것을 분만에 사용하려는 시도가 있었다. 역사상 최초로 미국의 생화학자 뒤비뇨는 옥시토신을 인체에서 추출하고 합성하는 데 성공했다. 이 공로를 인정받아 그는 1955년에 노벨화학상을 수상했다. 그의 업적으로 옥시토신은 상업적 합성과 생산이 가능하게 되었고, 이후 유도분만에 널리 이용되어 왔다.

유도분만은 인공옥시토신을 투여해 태아를 빨리 나오게 유도해주는 분만법이다. 이 분만법은 양수가 먼저 터지거나, 아기가 어떤 이유에서건 잘 내려오지 않거나, 산모가 시간을 다투어 유도분만을 원하거나, 또는 진통이 약할 때 등의 여러 가지 사유로 시행되고 있다. 대개 임신부는 예정일이 다가오면 심리적으로 조바심이 생긴다. 많은 임신부가 아이를 빨리 낳고 싶다면서 촉진제를 사용해 유도분만을 하면 안 되느냐고 묻는다. 대부분의 사람들은 분만 촉진제를 아주 쉽게 생각하고, 이것을 맞으면 누구나 빠르고 쉽게 아기를 낳을 수 있다고 생각한다. 사실 분만 촉진제는 아주 조심스럽게 꼭 필요한 경우에만 소량을 사용해야 한다.

본래 진통은 세게 오다가 조금 약하게 오다가를 반복한다. 이는 태아와 산모에게 가는 고통과 충격을 최소화시키고자 하는 인체의 메커니즘으로 해석된다. 병원에서 보통 촉진제로 사용하는 것은 정맥으로 주는 합성

옥시토신인 피토신 주사인데, 이 주사를 맞으면 주기적으로 강력한 진통이 올 수밖에 없다. 게다가 아직 출생 준비도 하지 않은 태아에게 갑작스럽게 심한 진통이 가해져 트라우마를 줄 가능성이 있다.

앞에서도 강조했지만, 분만 진통의 시작은 태아가 주도한다. 유도분만의 경우 외부에서 들어오는 자궁수축제에 의해 태아와 산모의 분만이 진행될 수밖에 없다. 그러면 태아는 스트레스를 많이 받게 되고, 급기야 태아 심음(心音)에 이상이 생겨 응급 제왕절개를 해야 하는 사태도 생긴다.

1988년에 발표된 연구논문에는 고용량의 옥시토신은 자궁수축을 과다하게 일으키고, 태아에게 많은 스트레스를 주며, 난산과 제왕절개빈도를 증가시킨다는 내용이 있었다. 또한 고용량의 옥시토신이 신생아 황달을 일으킬 수 있다는 연구결과도 있다.

나는 고위험임신군을 제외하고는 가능하면 촉진제를 사용하는 유도분만은 하지 않고 있다. 물론 진통도 없이 양수가 먼저 터져서 분만실을 찾는 산모처럼 최소한의 정맥용 옥시토신을 사용할 수밖에 없는 예외적인 경우도 있지만, 대부분의 산모들은 가능하면 자연진통이 오기를 기다려야 한다. 그래서 태교를 통해 자연스럽게 진통이 오도록 해야 한다고 산모들에게 늘 이야기한다. 실제로 평소 식생활 관리를 잘하고 태교를 꾸준히 하면서 출산을 대비하는 산모들은 거의 예정일 근처에 진통을 느끼고 또 그렇게 힘들이지 않고 분만도 잘 진행이 된다. 태아와 산모가 함께 공명한다면 모든 것은 순조롭게 진행된다.

요즈음 대중 매체에 ADHD와 틱(Tic)에 관한 이야기가 자주 나온다. 이런 환자들의 비율이 증가하고 있는 것이다. 이 질병의 원인은 다원적으로서 유전적, 환경적 요인이 관여한다고 알려져 있다. 그 중 임신 및 분만과의 상관관계도 연구되고 있는데, 임신 중 흡연과 음주, 스트레스가 연관이 많은 것으로 보고되고 있다. 논란은 있지만 분만 진통 중의 촉진제 사용도 가능성이 있다는 주장이 제기되고 있다. 정확한 인과관계는 아직 밝혀지지 않았지만 가능하면 분만 시 촉진제를 맞지 않는 것이 좋다는 것이다. 임신부들도 몸 관리를 잘해서 촉진제를 사용해야 하는 상황이 오지 않도록 노력해야 한다. 무엇보다 지금껏 이야기한 태교의 본질을 잘 이해했다면 아픔을 참지 못하고, 기다리지 못하고, 무조건 아이를 빨리 낳겠다는 마음이 생기지는 않을 것이라 믿는다.

"선생님, 빨리 무통주사를 놓아 주세요!"

또 한 가지, 산모들이 분만 시 원하는 것은 '무통분만'이다. 진료 첫날부터 무턱대고 무통분만을 하겠다고 밝히는 산모들도 있다. 아프지 않고 아기를 낳고 싶다는 것이다. '마취약이 태아에게 평생토록 전혀 아무런 영향도 미치지 않는가?'의 문제를 떠나서 '모성의 도덕'이 침해될 우려가 있다. 동물실험에서 마취제를 맞고 새끼를 낳은 어미는 자기가 낳은 새끼를 돌보지 않는다는 것이 입증되었다. 사람에게 그대로 적용할 수는 없겠지만 왜 분만의 진통이 산모와 태아에게 꼭 필요한가를 시사해주는 연구 결과다.

따라서 엄마가 되는 통과의례 속에서 맛보는 모성의 발로와 희열의 극치를 경험할 수 없다는 점에서 나는 무통분만을 권하지 않는다. 고통이 크면 그만큼 기쁨이 큰 법. 나는 무통분만을 권할 이유를 느끼지 못한다. 길고도 긴 진통시간을 견디고 출산 후 아기를 가슴에 안은 산모 얼굴에서는 모든 것을 포용할 수 있는 여유로움이 느껴진다. 모든 고통은 한순간 완전히 사라지고 옥시토신 샤워를 한 성숙한 여인의 새로운 탄생만이 있을 뿐이다. 이 여인은 자기 인생의 아주 힘들고 특별한 시간을 무사히 통과한 사람이다. 산고로 한 인간의 인생을 책임진 사람이다. 이 여인은 정말 훌륭한 사람이며, 칭찬받아 마땅하다. 어머니라는 이름은 그래서 특별하고, 아름답고, 고귀한 것이다.

분만 과정을 육상에서의 110미터 허들 경기에 비유한다면, 무통분만은 허들을 넘지 않고 옆으로 뛰는 것이나 다름없다. 즉 제대로 경기를 마치지 못했다고 할 수 있다. 무통분만은 자연분만이 아니라 인공분만이다. 무통분만을 하면 진통이 약해지기 때문에 촉진제를 사용하게 되는 2차적 문제점이 또 생길 수밖에 없다.

스웨덴에서 마약 중독과 관련된 연구를 살펴보면, 분만하기 10시간 이내에 사용한 마약성 진통제와 일부 마취제가 태아의 뇌에 각인되면서 아이가 성인이 되었을 때 마약중독 가능성을 높일 수 있다고 한다. 약물 의존성과 중독 가능성을 생의 시작부터 안고 갈 필요는 없다. 성인으로 성장하면서 우리는 어차피 아프지 않을 수 없고 약물에 노출되지 않을 수 없기 때문이다.

혹자는 내가 남자라서, 아기를 낳아본 적이 없기 때문에 너무 쉽게 자연출산을 얘기한다고 말할 것이다. 그러나 의사의 입장에서 볼 때 산모들은 너무 쉽게 무통분만을 얘기한다. 무통분만이 무엇인지도 정확히 모른 채 '아프지 않다더라'에만 신경을 쓰는 것이다. 무통도 아프다. 열 달 임신 기간 내내 무통하겠다는 마음 하나로 태교는 뒷전인 엄마의 모습은 태아에겐 반갑지 않은 일이다. 열 달은 태교를 해야 하는 소중한 시간이지 자신의 출산 방법을 고민하는 시간이 아니다.

　나의 지인 중 한 분은 아들 둘을 두었는데 자연출산과 태교에 대한 개념도 없던 오래 전에 외국에서 아이를 낳았지만, 출산할 때 무통을 해선 안 된다는 생각을 했다고 했다. 의사에게 무통하지 않겠다고 말했고, 무통주사를 맞을 만큼 크게 아픔을 느끼지도 못했다고 전했다. 더욱 놀라운 것은 엄마가 출산 때 괴성을 지르면 분명 태아가 듣게 될 것이고, 그것이 아기에게 좋을 것이 없다는 생각에 비명을 크게 내지 않았다는 것이다. 그래서 그런지 대학생이 된 두 아들 모두 키울 때 무척 수월했고 크게 속을 썩지 않았다고 말했다. 이런 분이었다면 태교도 물론 잘 했을 것이다. 아픔에 대한 체감이 사람마다 다르다고 해도 아이를 향한 정신력과 에너지가 강한 훌륭한 사람임에는 틀림없다.

　자연출산과 태교를 잘못 이해하는 이들은 아픈 것을 무조건 참으라는 것으로 받아들인다. 인간을 포함한 지구상 모든 생물들의 출생은 고되도록 설계되어있다. 산고는 누가 강요하는 것이 아니다. 자연의 상태에 담겨진 생명의 메커니즘이다. 왜일까? 두려워만 하지 말고 정면으로 마주하고 들여다볼 필요가 있다는 것이다. 엄마가 된다는 것은 정말 많은 것들을 필요로 한다. 아이가 생기는 것은 한 사람의 인생이 뒤바뀌는 중대한 일이다. 깊은 생각과 성찰이 동반되는 일인 것이다. 엄마가 되기 전 단 한 번이라도 산고의 실체에 다가가기 위해 노력해보았는가? 산과의사인 내가 '아프게' 또는 '아프지 않게' 해주는 것이 아니라, 여러분 스스로 출산에 임할 '지(智)'와 '용(勇)'을 지녀야 한다. 나는 바람직한 지침을 줄 뿐이다. 마음이 바뀌면 몸이 바뀐다. 태교하면 반드시 순산할 수 있다.

　아무 생각 없이 열 달을 보낸 후 출산의 그 날 의사에게 무통을 해달라는 식의 분만에서 우리는 이제 그만 벗어나야 한다.

회음 절개는 필수일까?

．
．
．
．

　나는 과거 회음 절개는 분만의 필수라고 인식해 왔으며, 회음 절개를 하지 않고 아기를 낳는다는 것은 거의 불가능하다고까지 생각했다. 가끔 해외에서 발표된 논문을 보면 회음 절개를 하지 않는 경우도 많았지만, 단지 그 이유를 외국 산모와 한국 산모, 외국 아기와 한국 아기의 신체적 차이로 해석했을 뿐이다. 즉 외국 산모들은 신체도 크고 회음부가 길기 때문에 아기 머리가 나올 때 여유가 있을 것이라는 단순한 상상이 그 하나였고, 외국 아기들 머리가 한국 아기들 머리보다 작아서 회음부가 열상을 적게 입을 것이라는 게 또 다른 하나였다.

　나는 전공의 시절부터 자연분만 때는 무조건 회음절개를 한다는 고정관념을 갖고 있었기에 그것은 산과 의사에겐 어쩌면 당연한 것이었고, 회음절개를 하지 않을 이유 또한 마땅히 없었다. 간단히 회음절개를 하는 것이 더 안전한 분만이라고 믿었으며, 태아에게 가장 안전하다고 알려진 먹는 항생제를 분만 직후 미량 처방해왔다. 회음절개 부위에 염증이 생길까 염려되었기 때문이다.

생애 최초 약물로부터의 자유

　　　　　　그러나 태교를 알고 섭생과 건강의 상관관계

에 눈을 뜬 후 가능하면 갓 태어난 신생아에게 항생제가 섞인 모유를 주지 않는 것이 바람직하다는 생각이 들었다. 아무리 안전한 항생제라지만 먹지 않는 것이 더 좋으리라 생각되어 회음절개를 하지 않는 것을 최우선하게 되었다. 그렇게 하는 것이 산과 의사의 책임이고 도리라는 생각에서다. 또한 태반이 저절로 떨어질 때까지 충분히 기다렸다. 태반마저도 자연적으로 떨어지게 하니, 태반 만출 후 지금까지 통상적으로 사용해온 정맥 옥시토신과 근육 자궁수축제를 사용하지 않아도 자궁수축이 잘 되었고, 남편에게도 자궁 마사지 방법을 가르쳐 주고 옆에서 산모의 회복을 돕도록 했다.

나는 어떻게 하면 회음절개 없이 분만을 할 수 있는지 여러 가지 문헌을 찾아보고 주위의 경험자를 찾아서 조언을 구하기도 했다. 여러 가지를 종합해 볼 때 관건은 임신 36주부터는 꾸준한 회음마사지를 하고 출산과정 마지막 순간 아기의 머리가 나올 때 얼마나 천천히 진행하는가에 달려 있었다. 회음이 충분히 늘어날 수 있도록 시간을 두고 천천히 진행해야 회음에 많은 열상이 생기지 않고 출산을 할 수 있다.

항문 괄약근을 포함해 회음 부위의 근육과 결합조직 및 기타 조직은 우리가 상상하는 것 이상으로 신축성이 매우 강하며 잘 늘어난다. 마지막에 아기 머리가 나올 때 의료진들은 마음이 급해지기 때문에 빨리 진행하려는 경향이 강하다. 하지만 그렇게 서두를 필요가 전혀 없다. 아기는 그 상황에서도 계속해서 탯줄로부터 산소를 공급 받고 있기 때문에 조급하게 아기를 꺼낼 필요가 없는 것이다. 회음이 천천히 늘어날 수 있도록 차분히 기다리면서 산모가 힘을 조절할 수 있도록 유도해주면 된다. 물론 이러한 경우는 모두 정상적인 분만 상황일 때이다. 태아가 목에 탯줄을 감고 있고, 이미 태변을 보았거나, 태아의 심음이 불안정하다면, 회음절개를 해서라도 조금 빨리 분만을 시켜야 한다.

경산부가 초산부보다 회음이 더욱 잘 늘어나기 때문에 회음 절개를 하지 않을 확률이 높다. 그렇지만 초산부라도 최대한 회음이 늘어날 시간을 주면서 서두르지 않으면 회음 절개를 최소화할 수 있다. 그러면 항생제를 사용하지 않더라도 회음이 잘 아물고 염증이 생기지 않는다. 의료진과 가족 역시 분만 후에 산모가 항생제를 복용하는 것을 최소화할 수 있도록 도와주어야 한다. 초유에 항생제가 들어가선 곤란하고, 항생제를 먹는다고 모유수유를 하지 않고 우유를 먹일 수도 없으며, 항생제에 대한 의존을 태생부터 시작할 필요는 없다. 어찌보면 출산이란 병증이 없는 것이고, 산모도 환자가 아니다. 염증에 대한 가능성이 없는 것은 아니지만, 나의 경험상 회음절개가 반드시 항생제를 처방할 일은 아니었다. 인체의 회복력과 자생력은 내게 믿음을 주었다.

산모사랑

:
.
.
.

  '태아사랑'이 있다면, '산모사랑'도 있다. 태아에게 태내 열 달 관심을 기울이고 정성을 쏟아야 한다면, 열 달 임신부에게도 똑같이 배려와 사랑을 베풀어야 한다. 태교는 '태아사랑'이자 '산모사랑'이며, 이들은 결국 같은 것이다.

  우리 사회에 호소하는 말이지만, 내가 여기서 '산모사랑'을 말하는 진짜 이유는 산모님들의 편견을 바로잡아줄 필요성 때문이다. 무통과 제왕절개를 원하는 산모들은 '태아를 생각하면 자연출산을 하고 싶지만, 아픔에 대한 두려움으로 약물과 수술의 방법을 택한다'고 하신다. 그러나 그 생각은 틀렸다. 산모 스스로를 위해서 자연출산을 선택하는 것이다. 아기를 건강하게 잘 낳으면 결국 산모가 건강하다. 태아와 산모는 한 몸이다. 탯줄은 그냥 연결된 것이 아니다. 신체가 서로 연결되어 있다는 것은 마음이 연결되어 있고 영혼이 연결되어 있다는 것이요, 연결된 두 사람이 함께하는 모든 것들은 똑같이 누리는 것이 된다.

  산모님이 진통으로 괴로워할 때면 의사로서 아프지 않게 해주고 싶은 마음이 샘솟는다. '무통이라도 동원하여 얼른 아픔을 가시게 해줘야지...' 그러나 내가 태교와 자연출산을 권하는 이유는 출산의 그 순간은 아픔으로 잠시 괴로울지 모르지만, 장기적으로 엄마와 아기 모두를 웃게 하는 분만을 하고자 하기 때문이다. 태아와 산모의 건강한 미래를 위하여 어느 것이 더 좋은 것인지. 그것은 의사인 나보다 아마 여러분이 더 잘 알고 있을 것이다.

출산 후 내원하는 산모를 접하면서 산후 회복 기간 이후에도 심신이 불편하신 분들이 있다는 것을 느꼈다. 경우에 따라서는 그 회복이 상당히 느리거나 수년 이상 괴로운 몸 상태가 되기도 한다. 이렇게 출산을 해서는 안 된다.

아기를 키우는 것이 우선이기에 대부분의 엄마들은 자신의 몸을 돌보는 것은 뒷전인 경우가 많다. 경미한 불편함이라고 스스로 판단하고 병원 진료를 미루는 경우도 허다하다. 아기가 아픈 것은 아주 작은 일이라도 만사를 제치는데도 말이다. 그래서 만성 질병이나 더 깊은 트라우마로 고착되고 만다. 태아의 출생 트라우마가 그 아이의 미래를 결정짓듯이, 산후 엄마의 건강은 엄마의 인생을 만든다.

'엄마가 아프면 태아도 아프고, 엄마가 행복하면 태아도 행복하다'는 이 단순한 문장의 내포는 실로 어마어마하다 아니할 수 없다. 태교를 입이 닳도록 말하고 '태아사랑'으로 아기를 웃게 하는 것은 결국 '산모사랑'이요, 산모를 웃게 하는 일이란 것.

"산모 여러분, 여러분 스스로를 많이 사랑하세요!"

출산이 잘 끝나야 비로소 완성되는 태교

∶
∶

　내가 태교에 관심을 갖고 공부하면서 처음 가진 생각은 '태교는 당연히 엄마 자궁 속에 있는 10개월에만 해당되는 것'이었다. 그때는 한창 그 중요성을 깨닫는 즐거움에 고무되어 '열 달 동안 잘해야 한다'며 산모와 가족, 환자와 동료들, 친구와 지인 등 누굴 만나든 태교 이야기만 했다. 그러나 그것은 처음 글을 깨친 아이의 환희에 지나지 않았음을 곧 알게 되었다. 결국 출산에 대해 알고 난 후에야 나는 비로소 태교에 제대로 입문하게 되었다. 이는 한마디로 태교에 대한 정의가 바뀌는 일이었다.

출산방법이 목표가 되어선 안돼

　　　　　　　　　　태교를 하는 목적이 과연 무엇인가? 태어나고 자랄 때 건강하도록 하기 위해서다. 결국 '잘 태어나는 것'이 목적이다. 따라서 출산을 잘하는 것이 중요한데, 태교 없이 출산만 잘되기는 힘들며 그것은 큰 의미가 없다. 출산은 태교의 연장선상에 있는 최종시험 같은 것이다. 열 달 태교는 제쳐두고 자연출산, 수중분만, 무통분만과 같은 출산의 방법에 집착하는 것은 시험성적을 잘 받으려는 마음은 굴뚝같지만 공부는 정작 하지 않는 것과도 같다. 공부를 열심히 하고 무지를 깨우치는 즐거움에 빠지다 보면 성적은 자연히 잘 나올 것이다. 산모는 태교에 전념하고 태아와의 교감으로 행복에 젖어있는 중 어느새 순산에 이르게 되어있다.

공부를 정말 열심히 했지만 시험을 잘 못 볼 수도 있다. 인생에선 시험을 잘 보는 것보다는 그렇지 못한 경우가 더 많다. 하지만 공부는 헛되지 않았다. 시험은 시험일 뿐, 공부한 모든 것은 분명 내 것이 되었다. 같은 이치로, 산모가 태교에 매진했고 태아사랑을 성실히 실천했다면, 출산 방법이 목표와 다르게 되었을지라도 헛되지 않다. 아이는 태교한 그대로 태어나며, 사랑을 듬뿍 받고 태어나는 것이다.

출산의 방법이 중요한 것이긴 하지만, 그에 우선하는 태교를 건너뛰고선 순산에 이르기 어렵다. 산모가 스스로 순산했다고 느끼는 것은 대단히 많은 부분이 그의 마음가짐에 달렸다. 태아사랑으로 가득 찬 엄마의 마음은 초인적 에너지를 생성한다. 무엇보다 태아와 함께 행복한 상태에서 출산에 임한다. 진통의 시간을 잘 통과할 수밖에 없다.

태교없이 출산에 집착하는 산모들은 임신 기간 내내 본인과 태아에게 스트레스를 양산한다. 출산 후에도 '자연출산을 했다, 못했다'로 많은 세월을 보낸다. 산모의 마음에 '자연출산을 하겠다, 무통을 하겠다'가 먼저 자리잡는 순간, 태아사랑은 순위에서 밀릴 수밖에 없다. 출산은 고통스럽고 어떻게든 피하고픈 상황이라는 인식이 팽배해있기 때문에, 아기를 가지면 누구나 출산만을 생각한다. 그래서 태아사랑의 부재 속에 이루어지는 산모의 선택은 결국 산모 입장의 것이 된다. 산모 자신이 안 아픈 것이 우선인 것이다.

산모의 목표가 확고하다고 해서 그렇게 되는 것도 아니다. 아기의 탄생은 예측이 불가능하며, 그렇게 단순히 목표로 세워서 달성하는 성질의 것이 아니다. 요즘 우리사회에서 자연출산에 대한 관심이 높아지고 있다. 모두 출산 방법의 일부 기술적인 부분에 초점을 두고 알려지고 있다. 산모들도 '자연출산은 회음절개를 안 한다더라. 그럼 덜 아프겠지.'와 같은 생각으로 자연출산을 인식하고 있다. '헌데, 정작 자연출산을 해보니, 많이 아프더라. 아니구나, 둘째는 무조건 무통해야지.' 이런 논리는 정말 잘못되었다. 엄마의 마음에 태아사랑이 없다면, 경미한 진통도 매우 아플 수밖에 없다. 회음이 조금만 찢어져도 극도로 고통스럽고, 아픔에 집착하면 할수록 더욱더 아픔을 진하게 느끼게 된다. 이렇게 출산을 인식해선 정말 안 된다. 나는 나를 찾는 산모님과 남편에게 출산의 방법이 절대 목표가 되어선 안 된다고 강조한다.

태교의 대단원, 어떻게 하는가

열 달간의 모든 노력은 출산의 그날, 마지막 순간에 빛을 발한다. 열심히 태명을 불러 주는 것은 아기가 세상에 나왔을 때 불러주기 위해서다. 배를 만지며 사랑한다고 말해주는 것은 아기와 엄마가 진통으로 함께 힘든 고난의 시간을 헤쳐 나갈 때 다시 등장한다. 진통을 더 이상 참을 수 없다고 느낄 때 아기의 태명을 부르며 '아가, 조금만 참고 힘을 내자! 엄마가 도와줄게'라고 말을 건네 보라. 분명 효과가 있을 것이다. 출산이 막다른 골목에 이르렀다고 느낄 때 태아와 의논하고 상의해보라. 태아가 반드시 도와줄 것이다. 태아에게 말을 건네고 메시지를 전해보라. 진통이 힘들어도 꾸준히 대화하고 교류하는 과정 속에서 진통 자체를 잊게 될 것이다.

태아의 놀라운 능력을 체험한 산모들의 실제 경험담들이 이를 증명한다. 결국 태아와의 교류는 출산에도 예외가 아니며 계속되어야 한다는 의미다. 이는 태교에 대한 진정성으로 열 달을 노력한 후에야 가능한 일이다. 백지상태에서 출산 당일 갑자기 태아에게 말을 거는 것은 어렵고 효과도 없다. 또 그렇게 되지도 않는다. 산모는 진통에만 관심이 쏠려있을 것이기 때문이다.

따라서 우리가 자궁 속 태아에게 평소 자주 이야기를 건네는 것은 얼마나 의미심장한가. 뭐라도 했다는 것은 얼마나 소중한가. '엄마가 배 안에 아기가 있다는 것을 알고 있고, 태어나는 것을 기다리고 있다'는 것을 태아에게 알려주는 것은 이렇게 상상이상으로 중요하다. 그 기대감이 태아를 살린다. 바로 그 기대감으로 태아는 순조롭게 태어난다.

공명버딩 (Resonance Birthing)

．
．
．
．

　출산할 때의 진통은 모든 산모가 가장 두려워하는 일이다. 그래서 이 고통을 모면하기 위해 여러 가지 방법이 고안되었는데, 과거에 즐거웠거나 행복했던 순간을 연상함으로써 산고를 잊으려는 시도도 그 가운데 하나다. 하지만 나는 진통을 회피하지 말고 정면으로 돌파하라고 말한다. 태아와 공명하면 아주 쉽게 돌파할 수 있다.

　태아와의 공명은 어떻게 하는가? 대화다. 임신한 사실을 알았을 때부터 태아와 대화를 시작해야 한다. 태아를 방치해서는 안 된다. 특별한 대화가 필요한 것이 아니다. 그냥 일상생활에서 일어나는 일들을 태아에게 이야기한다고 시작하면 된다. 아름다운 꽃을 보고 표현해주는 것, 동요를 들으면서 가사를 들려주는 것도 매우 좋다. 임신 18주가 지나 첫 태동을 느꼈을 때 배를 쓰다듬거나 한번 쿡 누르면서 태명을 부르며 이렇게 말을 건네보라. "사랑하는 태아야! 엄마야. 엄마를 알겠으면 여기 한번 쳐보아라" 몇 번을 하다 보면 반응이 올 때가 있다. 그러면 태아와의 공명의 채널을 확보한 것이다. 그때부터는 사랑한다는 말을 자주해준다. 밤에는 자장가도 불러주면서 잘 자라고 인사를 한다. 아빠도 동화책이나 시집을 조금씩 읽어주면서 태아와의 대화를 매일 조금씩이라도 하는 것이 중요하다.

　남편이 군인인 호야 엄마는 예정일에 남편의 훈련일정이 잡혀있었다. 부부태교대학 수강 후에 평소 열심히 태교를 해온 터라 임신 9개월이 지나서는 호야에게 '아빠 훈련이 다가오니 빨리 나오라'고 계속 이야기를 했다고 한다. 그러자 37주가 지나면서 진통이 시작되고는 3시간만에 순산을 했다. 호야는 2.9Kg으로 건강했고 산후조리원 2주동안에도 아빠가 계속 함께 있을 수 있다고 좋아하면서 무척 신기해했다.

쑥쑥이를 가진 산모님은 예정일 1주 전에 5일간의 추석연휴가 있었는데, 쑥쑥이에게 추석 2주 전부터 '명절 연휴는 선생님들도 쉬셔야 하니 우리 그분들을 힘들게 하지 말자, 엄마는 우리 쑥쑥이가 연휴가 지나 월요일에 나오면 좋겠다'고 대화를 했다고 한다. 정말 놀랍게도 연휴 다음 날인 월요일 오전에 출산을 했다. 믿기 힘들겠지만 거짓말이 아니다. 태아와의 공명이 잘되면 이럴 수도 있다.

출산에서도 태교한 그대로 태아와 공명하라

어떤 엄마는 출산과 육아를 통해 태교가 얼마나 중요한지 다시금 깨닫게 되었다고 한다. 엄마와 아기 사이의 공명이 어떤 것인지 직접 경험했다는 그녀는 다른 엄마들과 나누고 싶다며 다음과 같은 메일을 보내왔다.

어느덧 전에 느끼지 못한 강한 진통이 오기 시작했습니다. 그때부터 부부태교대학에서 보던 그림을 상상하기 시작했습니다. 깜깜한 공간에 1센티미터의 빛이 3센티미터가 되고 10센티미터가 되어 아기가 세상에 나오는, 세상의 빛을 향해 산도를 내려오는 아기 모습을 그려 보았습니다. 그리고 '아기는 산모진통의 10배 고통을 느낀다는데 내가 이렇게 아픈데 우리 아기는 얼마나 힘들까'를 생각하며 세상의 빛을 향해 나오는 아기를 응원했습니다.

'너랑 나랑 환상의 파트너지? 우리 잘 협력해보자. 조금만 힘내서 엄마 몸에서 쑥 나오렴.'

이런 생각을 계속했습니다. 그러고는 강한 진통이 시작된 지 1시간 30분 만에 배에 힘이 막 들어가면서 정말 거짓말처럼 두 번 힘을 주니 아기가 세상에 나왔습니다.

산모와 태아의 공명은 바로 이런 것이다.

출산할 때에도 산모는 우선적으로 태아를 생각해야 한다. 엄마의 이런 마음을 태아는 느낀다. 엄마의 크나큰 모성을 알게 되면 태아도 힘겨운 여행을 안전하게 마칠 수 있는 힘과 에너지를 갖게 된다. 그렇지 않으면 태아도 매우 힘들어진다. 그러다 엄마와 태아 모두 지쳐 버리면 더 이상 분만은 진행되지 않아 결국에는 제왕절개를 할 수밖에 없다. 진통시간이 길어지고 분만 진행이 잘 안될 때는 이렇게 말해보자.

"태아야! 나올 시간이 많이 지났단다. 우리 화이팅하자! 한번 힘내서 쑥 나와보자."

이렇게 하면 순산할 것이다. '과연 태아가 엄마의 마음을 알 수 있을까?'라는 의구심을 갖는 사람도 있을 것이다. 다음 엄마의 경험담을 보자. 한 엄마가 마음속 고민을 내게 메일로 보내 준 것이다.

우리 아이는 1년 정도 엄마인 저를 별로 안 좋아했어요. 엄마가 안으면 울고 아빠가 안으면 좋아했지요. 엄마랑 있는 것보다 아빠랑 있는 걸 더 좋아하고 아빠랑 있을 때 표정이 훨씬 풍부했어요. 출산 시 아이가 저에 대한 서운함이 많았던 것 같아요. 산고에 시달리는 저에게 간호사 선생님이 '뱃속의 아이를 생각하세요! 아이가 지금 나오려고 노력하는데 엄마도 도와주세요'라고 계속 말하더군요. 그런데 전 고통을 참기가 어려워 계속

"못 낳겠어요! 너무 무섭고 고통스러워요. 못 낳겠어요. 힘들어요. 진짜 죽을 만큼 힘들어요"라고 계속 외쳤어요. 이런 외침을 우리 아이가 뱃속에서 다 들은 것 같아요. 그러고는 엄마가 자기에 대한 호의적인 말과 행동을 하지 않는다는 것을 깨달았겠지요.

   그래서인지 1년 정도 정말 저를 안 좋아했어요. 다들 농담처럼 엄마가 계모인가 보다 할 정도로 저를 따르지 않았어요. 그러다 돌이 지나고부터 조금씩 저에게 마음을 열기 시작했는데, 그때 그 표정을 잊을 수가 없어요. 제가 너무 많은 의미를 부여하는 것인지도 모르겠지만, 그때 아이의 표정은 '이제 그만 화 풀게! 엄마를 용서할게'하는 표정이었어요.

   갓 태어나는 아기가 초능력이 있어 모든 것을 꿰뚫고 있었을까? 그들은 우리와 똑같은 인간이다. 공명의 원리로 몸과 마음이 움직이는 인간이다. 때문에 알 수 있고 느낄 수 있는 것이다. 이심전심 말이다. 엄마의 자궁 속에 살고 있어 결국 한 몸이기에, 성인들의 이심전심보다 더욱 본능적이고 직접적이고 확실하게 전달된다고 본다.

산모의 출산과 태아의 탄생이 함께 가는 것

우리는 이제부터 '공명버딩'에 주목해야 한다. '공명버딩'이란 산모의 출산과 태아의 탄생이 함께 가는 것을 뜻한다. 산모는 10개월 태교는 했지만, 태교한 것은 모조리 잊어버리고 출산의 그날은 정작 아플 걱정만 한다. 이렇게 되면 '산모 따로, 태아 따로'의 분만이 될 수밖에 없다. 둘이 함께 가야 한다. 그날의 주인공인 둘이서, 아빠까지 셋이서 공명을 이루어 돌파하는 것이다. 이렇게 되면 쉽고, 덜 아프고, 모두에게 트라우마가 없다.

한 산모님은 진통이 시작되자 남편이 배에 대고 태교 때 불러주던 노래를 해주었다. 그러자 신기하게도 진통이 싹 가라앉았다. 남편은 진통이 오는 7시간 동안 산모가 찡그리기만 하면 노래를 계속했다. 덕분에 무통주사도 안 맞고 소리 한 번 안 지르고 안전하게 출산할 수 있었다. 이것이 바로 '공명버딩'이다. 태아와 산모, 아빠가 함께 한마음 한 뜻으로 출산을 준비하고 산고의 시간을 극복하는 것이다.

무엇보다 극한의 상황에서 태아를 생각하는 것이 중요하다. 태아와의 교류가 관건이다. 태아는 출생의 순간 엄마를 가장 필요로 하기 때문이다. 엄마가 태아의 상태를 염려하고 있으며 태아를 지원하고 있다는 확신을 태아에게 느끼게 해주어야 한다. 이것이 공명버딩의 핵심이다. 고통을 견디는 스스로에게 격려와 애정의 파동을 보내는 노력도 중요하다. 막다른 골목에서 진행이 더딜 때 자신의 몸에게 말을 걸어 보자. 스스로의 이름을 부르며 응원을 해보자.

"영희야. 너는 잘 해내고 있어. 너는 할 수 있어. 아기도 힘내고 있고, 너와 함께 하고 있어. 얼마 남지 않았어."

자궁 문이 열리지 않는다면 쉽게 열리는 장면을 반복적으로 떠올려 보는 것도 좋다.

나머지는 모두 각자에게 달렸다. 산모는 위기의 순간에 태아와 대화하며 메시지를 전할 수 있다. 아빠도 임신 10개월 동안 태교한대로 출산을 도울 수 있다. 태교노래도 그 중 하나의 방법이다. 공명버딩에서는 태아와 공명하는 방법을 스스로 개발할 수 있고, 그것을 태아와 함께 찾아낼 수도 있다. 자식의 출생을 자신의 의지로 만들어 갈 수 있는 것이다. 이것이 여러분 모두가 바라는 진정한 의미의 '가족분만'이다.

태교는 출산을 위한 안전장치

태교는 태아의 출생을 돕는 방법 같지만, 결국 산모의 출산에 더없이 소중한 안전장치이다. 엄마가 태아에게 준 '태아사랑'은 엄마의 출산의 날 '산모사랑'으로 다시 되돌아온다. 기존의 분만법에서 산모는 태교가 없는 완전 무방비상태에서 오직 산고에 대한 두려움 하나만 갖고 임했기 때문에 굉장히 힘들게 출산할 수 밖에 없었다. 출산의 주체인 산모에게 아기를 낳을 힘과 용기가 없다면 어떤 명의가 보아도 난산이다. 출산에서 산모의 의지와 마음가짐은 가장 중요하기 때문에 나는 '공명버딩'을 개발했고, 태교강의도 하고 있다. 그것은 내가 이 책을 쓰는 하나의 중요한 이유이기도 하다.

산모에게 엄마가 되게 하는 힘과 에너지는 온전히 태교에서 나온다. 태아와의 공명은 놀라울 만큼의 능력자며 해결사다. 안 되는 것이 없고, 못하는 것이 없다. 둘의 힘이 합해졌기 때문이다. 엄마 혼자, 태아 혼자 제각각인 출산과 탄생이 아닌, 엄마와 태아가 함께 공명으로 시너지 효과를 창출해야 건강한 출산과 탄생이 만들어진다.

출산과 탄생은 혼자서는 정말 어렵다. 함께해야 한다. 같이해야 한다. 서로 도와야 한다. 공명버딩에서 이것만은 꼭 잊지 말아야 한다.

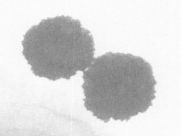

Part 3

태아가
행복한 나라로

제10장

인간은 누구나 고통을 극복하는
백신을 맞고 태어난다

극한 상황을 이겨내는 천연 백신,
엔도르핀 샤워 (Endorphine Shower)

· · · ·

엄마로서 당연히 자연출산을 하고 싶지만, 출산 예정일이 다가올수록 불안하고 두려워진다. 죽을 듯한 고통을 그냥 참아야 한단 말인가? 내가 참을 수 있을까? 이 같은 논리로 출산을 기다린다면 여지없이 수술을 하게 될 것이다.

산고는 마냥 참는 것이 아니다. 산고는 마치 파도와도 같다. 파도를 넘듯이 산고도 넘는 것이다. 아픈 것을 어떻게 참겠는가? 참는다고 하면 참기가 힘들다. 넘는다고 생각하면 반드시 넘을 수 있다. 우리가 병이 나면 왜 그 병에 걸렸는지에 대한 이유가 반드시 있다. 깨달음은 병을 극복하게 하고 건강을 되돌려 준다. 자연의 아픔에는 모두 이유가 있다. 모르면 무조건 참을 수밖에 없는 것이지만, 알고 나면 아픔의 체감도는 반감된다. 아기를 낳는 것이 왜 그리 아픈 것인지, 파도를 넘을 수 있는 구명정이 여기 있다.

아프다가 죽을지도 모를 아픔, 말로는 설명할 수 없는 고통. 이처럼 극심한 고통을 인체가 겪게 될 때 우리 몸은 뒷짐만 지고 있을까? 그렇지 않다. 우리 몸에서는 고통을 덜어주고 경감시키는 또 다른 화학물질이 다량 분비된다. 진통제다. 그 이름은 엔도르핀(endorphine). 어디서 많이 들어 본 친숙한 이름일 것이다.

흔히 웃으면 많이 나온다고 알려진 엔도르핀. 어떻게 엔도르핀이 웃음과 짝이 되어 널리 알려졌는지 모르겠지만, 진짜 엔도르핀은 우리가 아는 마약류 진통제인 '모르핀(morphine)'과 '안에서 나오는'이라는 뜻의 '엔도(endo)'가 결합된 '인체의 천연 진통제'다.

백신을 맞을 땐 아프다

고통에는 양면성이 있다. 인간 사랑의 본능을 보라. 말로는 설명할 수 없는 쾌락의 순간은 달콤한 고통과 함께 존재한다. 불을 삼킨 듯 고통스러운 알싸함 뒤에 오는 짜릿한 쾌감 때문에 우리는 매운맛에 이끌리는 것이다. 인생도 마찬가지다. 밤잠 자지 않고 공부하고 노력해야만 비로소 성공할 수 있다. 삶에는 기쁨만 있는 것도, 고통만 있는 것도 아니다. 뒤집어 보면 고통의 또 다른 이름이 기쁨이고 기쁨의 이면엔 고통도 있다.

견딜 수 있을 만큼 아프다. 나를 낳은 어머니를 생각해보자. 이 세상 모든 어머니는 어떻게 이 많은 인간을 낳았을까? 모두 할 수 있는 것이다. 우리의 몸이 모두 준비하고 책임지고 있기 때문이다.

천연 모르핀인 엔도르핀은 아무리 분비되어도 부작용이 없고 중독성이 없다. 효과도 모르핀보다 몇백 배 뛰어나다. 이렇게 인간에게 유익한 호르몬이라 '웃음의 호르몬'이라 불리는지도 모른다. 엔도르핀은 산모가 진통을 시작하면서 분비되기 시작해 점차 그 양이 늘어나며, 마지막 출산의 순간에는 함량이 최고치가 된다. 아기가 쑥 나올 때 산모의 고통은 정점에 이르고, 막대한 양의 엔도르핀에 젖어 산모와 아기는 고통과 쾌감이 복합된 황홀경에 빠진다. 출산의 진통을 겪을 때 산모의 혈액을 분석해보면 체내 엔도르핀 양이 다량 증가하는 것을 알 수 있다.

이때 태아의 뇌에서도 엔도르핀 분비량이 상당히 늘어나는 것으로 나타났다. 역시나 공명이다. 산모와 태아는 함께 힘들다. 함께 고통스럽다. 따라서 고통을 줄여주는 약도 함께 분비된다. 태아가 아무것도 모르는 수동적인 생명체가 아니라는 사실이 여기서도 여실히 증명된다. 태아는 자신의 고통을 덜기 위해, 그것을 인내하기 위해, 자신의 생명을 지키기 위해, 매우 적극적으로 헤쳐 나가고 있는 것이다.

이처럼 산모와 태아는 출산과 탄생의 진통 시 함께 '엔도르핀 샤워(Endorphine Shower)'를 한다. 이는 태아와 산모가 극한 상황을 함께 극복했기 때문에 주어지는 인체의 보상인 셈이다. 산모라면 '엔도르핀 샤워'를 해야만 진정한 출산의 기쁨을 맛볼 수 있다. 그리고 인간은 태어날 때 반드시 '엔도르핀 샤워'를 하고 태어나야 한다. 이것은 인생의 극한 상황을 이겨낼 수 있는 천연 백신을 태어날 때 미리 맞는 것과 같다.

태어날 때 단 한 번이다. 탄생의 고통은 분명 컸지만, 그 보상은 더욱 크다는 것을 뇌의 회로에 입력할 수 있는 유일한 기회 말이다. 어려움에 쉽게 좌절하지 않을 힘과 용기를 본능적으로 부여받는 천혜의 순간. 이 백신을 선사하고자 탄생의 아픔이 존재하는 것이다.

나는 태어날 때 주는 아픔은 '이겨내 보라'고 주어진다고 생각한다. '바깥세상에서 살아가려면 이 정도 난관은 통과할 수 있어야 한다.' '엄마가 되려면 이런 인내심은 있어야 한다.' 일종의 시험대인 셈이다. 그 시험은 우리를 단련시킨다. 예로부터 큰 인물을 만들기 위해 하늘은 시련을 주어 단련시키고, 고생을 이겨내면 복을 준다 했다.

딱 한번 아플 수 있는 용기면 된다

나의 산모님들은 이제 '옥시토신 샤워'와 '엔도르핀 샤워'를 하고 나니 '정말 좋다, 개운하다, 짜릿하고 황홀하다'고 말씀하신다. 이분들은 굴복하지 않고 산고를 정복하신 분들이다. 이분들은 '엔도르핀 샤워'로 임신 10개월과 출산이라는 무거운 짐을 벗고 깨끗하게 힐링 되었기에, 육아 단계로의 진입이 빠르다. 옛말에 산후조리를 잘해야 건강하다는 말이 있다. 산후의 건강이란 곧 '옥시토신 샤워'와 '엔도르핀 샤워'를 의미한다. 남성보다 여성의 평균 수명이 긴 것은 다른 이유도 있겠지만, 임신과 출산 때 누리는 옥시토신 샤워와 엔도르핀 샤워 덕분이 아닐까?

엔도르핀은 웃을 때 분비되는 호르몬이 아니라 웃을 수 있게 하는 호르몬이다. 아기는 엔도르핀 샤워를 통해 탄생의 희열을 느낄 수 있다. 기쁨이라고 하기엔 부족하다. 탄생의 진통이 해소될 때 맛보는 쾌감. 엔도르핀은 신생아에게 더욱 진하고 강렬한 인상을 남긴다. 이렇게 태어난 아기는 태어나자마자 잘 웃는다. 갓 태어난 아기가 엄마 옆에 누워 미소를 띠고 있다. 인생의 첫 난관을 헤치고 큰 만족감을 느꼈기 때문이다. 첫 시작이 좋았기 때문에 미래도 밝다. 신생아를 키운 이들은 모두 안다. 아기는 자면서 잠깐씩 흐뭇하게 웃는 때가 있다. 태내에서 즐거웠던 기억을 떠올렸거나, 탄생 시 길고 좁은 동굴에서 귀가 빠질 때 느꼈던 승리와 환희의 순간을 리플레이(replay)하고 있는 것이다.

산고는 기승전결이 있다. 자연의 섭리는 엄마가 쉴 수 있는 시간을 준다. 파도가 올 때와 같은 일종의 리듬이 있다. 그것을 잘 활용하면 수월하게 산고의 파도를 넘게 된다. 물론 아프다. 그러나 또 아프기만 한 것도 아니다. 산고를 잘 들여다보면, 일반적인 고통과는 다르다는 것을 깨닫게 된다. 일상에서 만나는 대부분의 고통에는 뒤따르는 기쁨이 없다. 아프면 그냥 아플 뿐이다. 산고에서 아픈 것은 조연일 뿐, 진정한 주인공은 그 아픔을 눈 녹듯 사라지게 하는 희열인 것이다.

여러분에게 산고의 정체는 아픔을 느낄 것이라는 두려움과 공포다. 겪어보기도 전에 두려움에 떨기 때문에 산고의 파도가 왔을 때 더 아픈 것이다. 아기가 나오는 그 순간 '단 한번 아플 용기' 하나면 된다. 그 마음을 먹는 것은 사실 아무 일도 아니다. 넘는다고 생각하는 순간 넘을 수 있고, 아프다고 두려워하는 순간 정말 많이 아프다는 것. 한 끝 마음의 차이일 뿐이다.

Mother's High, Baby's High

. . . .

암과 같은 중병과 사투를 벌인 사람들의 극복기를 보면 마라톤, 사이클, 등산 등 운동이 등장할 때가 많다. 언제 죽을지 모르는 상황에서도 힘든 운동에 도전했던 이들. 어떤 연유에서일까? 이들은 암을 정복한 후 자신들의 삶이 완전히 바뀌었다고 이구동성으로 말한다.

달리고 달리다 숨이 멎는 고통이 밀려온다. 오르고 오르다 더 오르지 못할 상황에 이른다. 이때 나오는 엔도르핀은 모든 고통을 잊게 하는 무아지경으로 데려간다. 이 맛(?) 때문에 인간이 극한의 스포츠에 중독된다는 말도 있다. 이런 경험들을 러너스 하이(Runner's High), 클라이머스 하이(Climber's High)라고 부른다. 극한의 병을 극한의 스포츠로 극복한다는 것은 어찌 보면 무모할지 모른다. 하지만 나는 스스로 큰 도전 정신을 품는 과정에서 세포 하나하나가 소생할 수 있다고 믿는다.

요즘 세상은 스스로 목숨을 끊는 이들의 사연으로 넘쳐난다. 모두 살기 힘들고, 살기 싫어서 죽음을 택한다. 나는 이런 슬픈 현실도 그들의 출생과 적잖이 관계가 있다고 여긴다. 삶의 고난을 극복하게 하는 힘을 본능적으로 얻게 되는 '산도를 내려오는 출생의 과정'이 빠지면서 생기는 가장 큰 부작용이 바로 자신의 삶을 중도에 포기하는 자살이다.

출생의 과정을 자세히 공부하면, 아기가 엄마의 좁은 산도를 내려오는 것은 죽을 각오와 힘이 필요한 일임을 알 수 있다. 아기가 겪는 고통은 상대적인 것이어서 더욱 크다. 자궁 속 따뜻한 양수 안은 항상성이 유지되는 공간이다. 외부의 기온이 영하로 내려가도, 열사의 폭염이 찾아오더라도, 양수 안에만 있으면 태아의 체온은 언제나 그대로다. 또한 그 안은 별다른 저항 요소가 없다. 중력의 저항이 없어 태아는 양수에 둥둥 뜬 채 한가로이 노닐 수 있다. 압력의 저항이 없어 포근하고 안락하다. 먹을 것과 산소는 탯줄을 통해 공급된다. 태아의 생활은 꿈을 꾸듯, 잠을 자듯 편안하다. 실제로 아기의 뇌파는 성인이 꿈을 꾸고 잠을 잘 때와 유사하다.

따라서 이와는 전혀 다른 환경과의 대면은 태아에게 극심한 스트레스와 육체적 고통이 된다. 좁은 산도에 몸이 끼어 몇 시간, 아니 24시간 이상 전진하지 못하는 상황을 상상해보라. 얼마나 고통스럽겠는가! 그래서 원래 태아는 좁은 산도를 큰 저항 없이 지날 수 있도록 양막 안에서 양수에 싸인 채 출생의 길을 내려오게 되어 있다. 그런데 이것마저 그냥 두지 않고 미리 터뜨리거나 제왕절개수술을 하는 것이 현재의 출생법이다.

탄생은 왜 그렇게 설계되었는가?

따라서 인간의 출생은 '베이비스 하이(Baby's High)'다. 아기에게 그만큼 힘들기 때문에 산모도 함께 진통을 겪는다. 바로 '마더스 하이(Mother's High)'다. 아파도 같이 아픈 것이다. 공명이다. 산모가 자신만 아픈 것이 아님을 안다면 출산의 전 과정을 아기와 함께 슬기롭게 이겨낼 수 있다.

아기의 출생과 엄마의 출산은 어려움에 대한 도전이며, 그 한계의 정점에 놓인 금메달을 따는 것과 같다. 세상 그 어떤 성취감도 이보다 클 수가 없다. 온몸이 부서지는 아픔과 세상 어디에도 없는 장시간의 진통 끝에 찾아오는 벅차오르는 환희와 감격이란 유일무이한 것이다. 그것은 일상에는 없는 매우 값지고 고상한 체험이다.

아기의 탄생과 엄마의 출산은 가장 중요한 인생의 '터닝 포인트'다. 아기도 다시 태어나고, 엄마도 다시 태어난다. 아기는 엄마 뱃속에서의 편안함과 단절하고 공기 중에서 거친 삶을 다시 시작하고, 엄마도 아기가 없을 때의 삶과는 완전히 다른 엄마로서의 새로운 인생을 맞는다. 아파야 맞다. 세상을 다시 태어난다는데 어찌 이만한 대가도 치르지 않고 공(空)으로 얻겠는가?

'아이를 낳을 때 왜 그렇게 아프도록 설계되었는가'에는 분명 이유가 있다. 기억하게 하는 것이다. 무엇을 말인가? 여러분에게 가장 소중한 것과 그것을 얻는 순간을 말이다. 세상에서 가장 값진 것을 가장 어려운 과정을 통해 얻게 하여 얻은 것을 귀하게 여기게 하는 것이다. 어렵게 성취하니 얼마나 감사한가! 엄마가 된 후 눈을 감는 그 날까지 내 자식을 낳은 그 순간을 잊는 이가 있겠는가? 가장 아팠지만 동시에 가장 특별하고도 가장 값진 경험이었기에 그러하다. 이 특별한 아픔을 통해서만이 엄마의 세포 곳곳에 모성은 비로소 진하게 새겨질 수 있다. 조금의 신체적 고통과 그 어떤 심리적 부담도 없이 너무도 쉽고 편안하게 자식을 얻는다면 인간은 아마도 그 절절한 소중함을 모를 것이다. 모성의 위대함은 기억되지 않을 것이다. 배 아파 낳아도 아이를 학대하고 버리는 세상이지 않은가.

산고(産苦)는 선물

．
．
．
．

산고와 탄생의 진통은 인간에게 생명력과 강인함을 준다. 인류의 생태계는 차갑고 치열하기 때문에 나약해져선 곤란하다. 여러분의 아이에게 부모로서 태어날 때 줄 수 있는 최고의 선물은 바로 강인한 생명력이다. 아이는 엄마의 보호가 없는 세상으로 독립해가야 하기 때문에 굳세고 강건해야 한다. 엄마도 아이를 키우려면 자신보다는 아이를 먼저 생각하는 희생이 필요하기 때문에 강인해져야 한다.

여러분에게 달렸다. 여전히 아픔과 진통을 피해서 무통과 제왕절개로 아이를 낳겠는가? 이렇게 태어난 아이가 '베이비스 하이(Baby's High)'를 모르는 아이와 같을 수 있겠는가! '마더스 하이(Mother's High)'를 경험한 엄마와 그렇지 못한 엄마가 어찌 다르지 않겠는가! 산고의 고통이 채 다가오기도 전에 아프다고 소리치며 무통을 외치는 산모님들도 있다. 그러나 진통의 메커니즘을 용기 있게 받아들이고 더욱 성숙해진다면, 여러분에게 출산은 아픔 밖의 전혀 다른 경험이 된다. 여러분은 이렇게 출산을 통해 한 단계 발전하고 업그레이드되는 것이다.

산고(産苦)가 그렇게 설계된 것은 여러분 모두에게 그 '하이(High)'를 선물하려는 인체의 벅찬 신비라고 본다. 산고가 선물이라는 것을 받아들이는 순간 그걸 모를 때처럼 그렇게 아프지만은 않을 것이다. 산고를 긍정으로 보는 순간 거짓말처럼 쉬워질 것이다. 진통도 출산도. 여러분이 그렇게 생각한다면 태아도 그럴 것이다. 아직 태어나지도 않은 어린 생명체인 태아에게도 '심리'가 작동하고 있다. 그도 생각하고 있다. 태아가 스스로 통과할 수 있다고 생각하게 하는 긍정의 힘은 여러분에게 달렸다. 태아가 자신의 인생의 첫 난관에 대한 도전에 맞설 힘을 지닐 수 있다면 그의 탄생의 길도 쉽게 극복될 것이다. 뿐만 아니라 앞으로 펼쳐질 그의 인생에 가장 소중한 밑거름으로 쓰일 것이다.

인생에서 지나온 길을 돌아볼 때 가장 기억에 남는 것은 '가장 힘들었던 기억'이다. 그것은 처음엔 고생이자, 시련이자, 아픔이었다. 그러나 조금 지나면 보람이자, 단련이자, 기쁨이었다는 것을 알게 된다. 인생을 좀 산 이들은 누구나 말한다. '힘들었던 것이 가장 보람되며, 가장 기억에 남는다'고 말이다. 가장 어렵고 가장 힘들었던 일이 가장 강렬한 것은 우리가 태어날 때 바로 그렇게 왔기 때문이다. 태초의 기억의 흔적에 그것이 있기 때문에 우리는 그것을 값지다고 느낀다.

어머니가 나를 낳을 때 인생에서 가장 힘들고 아팠으며, 나도 어머니 몸에서 떠날 때 가장 고되고 고통스러웠다. 그래서 우리는 살면서 힘들게 얻고 어렵게 성취하게 되어 있는 것이다. 우리의 인생은 시작부터 그랬기 때문에.

진통을 이겨내는 힘은 엄마가 된다는 자부심이다. 이 말은 나의 말이 아니다. 산고를 정면돌파하고 아이를 낳은 한 산모가 쓴 후기였다. 산고를 지나오니 엄마로서 스스로 뿌듯하고 자부심을 느꼈다고 말이다.

산고는 엄마가 되려는 모든 사람에게 오지만, 그 선물은 모두에게 주어지지 않는다. 여러분의 아이를 얻는 바로 그 순간이 다시는 떠올리고 싶지 않은 고통으로 기억되는 것은 큰 불행이다. 반대로 아이를 만난 그 날은 생애 최고의 날이었다는 기억이야말로 가장 큰 선물이다. 왜 아프지 않았겠는가? 그러나 아픔도 몰랐고, 아픔은 기억되지 않는 것이다. 태교에서 열 달간 다져진 공명과 사랑의 힘으로 통과하기 때문이다. 어느 산모님은 수기에서 지금껏 살아오면서 한 최고의 선택은 자연출산으로 아이를 낳은 것이며 아기에게 큰 선물을 주었다고 생각한다고 했다. 산고 때문에 다시는 아이를 낳지 않으려는 선택과 대조된다.

어차피 산고는 온다. 누구도 피할 수는 없다. 산고를 선물로 받아들이면 선물이 되고, 고통이라 생각하면 고통보다 더한 고통이 된다.

아빠는 왜 홀로 아프지 않는가?

.
.
.

　산모가 진통을 겪는 동안 남편의 마음도 편할 수 없다. 비록 육체적인 고통은 없더라도 고통을 겪는 이를 바라보는 정신적인 고통은 상당하다. 여러 가지 이유로 어떤 이들은 출산현장에 남편을 참석시키는 것을 꺼린다. 그러나 내 경험으로 비추어 보면 열에 아홉은 남편과 함께하는 출산에 만족했다. 처음에 부정적이던 사람들도 남편이 함께한 것이 큰 힘이 되었고 잘된 선택이었다고 말한다. 남편이 이후 많이 달라졌다는 이야기도 흔히 듣는 말 중 하나다.

　출산 후 읽는 남편의 출산편지를 보면 하나의 공통점이 있다. 옆에서 도와주지도 못하고 안타깝게 지켜보고만 있는 것이 너무 미안하다는 감정을 표현한다는 점이다. 분만실에선 거의 모든 남편이 출산편지를 낭독하면서 목이 메고 눈물을 글썽인다. 지금까지 살아오는 동안 잘못한 점들을 고백하는데, 눈물을 흘리면서 '나는 나쁜 남자다'라고 자책하고 반성하는 남편도 보았다. 편지들은 글솜씨가 뛰어나거나 화려한 문장이 전혀 아니었지만, 모두 진심이 짙게 담겨 있었고 매우 솔직했다. 어떤 남편은 하루가 넘는 진통시간 내내 쓴 편지가 단 네 문장이었다. 글재주가 없다며 머쓱해 했지만, 분만 후 부인을 만나고 아기를 안으며 눈물을 펑펑 쏟아 냈다. 남편들이 낭독하는 출산편지를 들으며 나도 눈물이 나는 것을 참는 경우가 많다.

여러 번 느끼지만 분만실에선 무엇 하나도 꾸미고 속일 수가 없다. 이런 진솔함은 누구에게나 큰 감동으로 남는다. 출산과정을 함께하면서 남편도 진정한 아빠, 진정한 남자가 되는 것 같다. 나의 유전자 반쪽을 가진 내 아이를 낳는 고통의 순간을 지켜보는 아빠. 아빠에게도 파더스 하이 (Father's High)가 있다.

사랑하는 아내가 홀로 오랜 시간 진통을 겪는다는 사실만으로도 아빠는 안쓰러움과 미안함이 얽힌 감정이 차오른다. 될 수만 있다면 대신 아프고 싶은 심정만으로 곁을 지키는 것도 순간일 뿐. 아기의 탄생은 더디기만 하다. 기나긴 시간 아빠로서 무얼 해주어야 할까? 이런 마음은 모든 아빠들의 몫이다. 이때 태교를 한 아빠와 하지 않은 아빠의 차이가 드러난다. 태교로 열 달을 채운 아빠들의 마음은 한결 가벼울 것이라 짐작할 것이다. 아이를 낳을 때 아빠도 유전자를 제공한 것 이외에 무언가 역할을 했다는 자기만족이 있을 것이라 생각될 것이다. 그러나 태교를 열심히 한 아빠들일수록 괴롭다. 진통의 진행과 강도를 알고 있기 때문이다. 진통의 의미를 잘 알기 때문이다. 여기서 아빠들은 함께 아파하고만 있어서는 안 된다.

아빠는 왜 홀로 아프지 않는가? '삼자 공명'의 유일한 목격자이자 관찰자다. 누군가 생명 탄생이라는 거대한 여정을 또렷이 지켜봐 주고 기억하고 기록해줄 사람이 있어야 하는 것이다. 아빠는 진통에서 한 발짝 떨어져 가족에게 가장 의미 있고 소중한 순간을 목격하여 훗날 이를 생생히 전달할 책임자다. 열 달을 아이와 소통했던 아빠는 아내의 마음과 태아의 상태를 잘 알고 있는 유일한 가족이다. 가족 중 가장 깨어있어야 하고, 가장 중요한 역할을 수행할 사람인 것이다.

따라서 아빠는 태교, 임신, 출산에 대해 알 필요성이 있다. 긴 기다림 끝에 마침내 태양이 떠오르듯 태어나는 그 절정의 순간을 놓치지 않으려면 철저한 준비가 필요하다. 지식도 있어야 하지만, 마음도 넓어야 한다. 먼저 지쳐서도 안 된다. 끈기 있게 모든 상황을 기다리며 아내와 태아가 힘겨울 때 격려와 응원을 보태는 따스함이 요구된다. 태교하면서 아이와 아내와 이뤄낸 삼자공명의 하모니가 아내의 출산 시 끊어지지 않고 이어지도록 힘써야 한다. 아빠가 이 모든 역할을 충실히 수행할 때 아빠는 진정한 '하이(High)'를 느끼고 아버지와 남자로서 다시 태어날 수 있다.

가족의 어려움을 묵묵히 지켜보고 그것을 잘 극복하도록 도와주는 가장의 역할이라는 전통적인 아버지상은 이렇게 만들어진 것이다. 왜 아버지는 '묵묵히' 지켜보는가? 아기 탄생의 장면에서 유래했다고 나는 말하고 싶다. 어떤 어려운 상황에서도 말없이 인내하고 그 자리를 묵묵히 지키는 일은 그러나 얼마나 고되고 힘든가! 아파도 내색해선 안되고 의연해야 하며, 울고 싶어도 마음껏 울 수도 없다. 아버지는 홀로 아프지 않는 것이 아니라, 사랑하는 이의 아픔을 지켜보는 것은 가장 아픈 것이다.

태아사랑에 빠질수록 덜 아프다

· · ·

태교강의를 듣고 진료를 오신 한 산모님이 있었다. 강의를 같이 들은 남편이 '무얼 해라, 무얼 하지 말라, 이것은 된다, 저것은 안 된다'는 등의 잔소리가 너무 심해서 힘들다면서, 그 좋은 강의를 혼자 가서 들을 걸 그랬다며 웃으셨다. 수많은 후기 중 가장 많이 꼽히는 것은 임신한 아내에게 무관심했던 남편의 긍정적인 변화이다. 그러나 자상함도 지나치면 불편함이 될 수 있듯이, 우리가 고정 관념과 상식에 새로운 것을 하나 얹어야 할 때, 그 새로운 것에 매료된 나머지 이성을 잃어선 안 될 것이다. 아이에 대한 과도한 사랑이 오히려 아이를 망치는 예를 우리는 심심치 않게 목격했다. '과유불급'이란 말이 있다. 지나치면 오히려 화가 될 수 있음이다. 이는 비단 태교만이 아니다.

두 번째로 많은 사례는 출산에 대한 고민과 걱정이 사라져 마음이 편해졌다는 것이다. 그 고민과 걱정이란 다름아닌 산고를 의미한다. 예정일은 다가오고 '분명히 많이 아플텐데'라는 그 무섭고 두려운 마음을 스스로도 어찌 다스려야 할지 몰랐던 마음의 매듭이 풀린 것이다. 나는 강의 때 항상 강조한다. "아픈 것 미리 생각지 마시고, 태교 열심히 하세요." 조금이라도 산모의 심리적 부담을 덜고자 노력한다. 마음이 편해진 산모님들이 활짝 펴진 얼굴로 강의실을 나서는 가운데 여전히 걱정스런 얼굴의 한 산모님이 나를 찾아왔다.

"교수님, 저는 그래도 못 참을 것 같은데, 무통을 할 수는 없나요?"

"아, 그래요. 아프시면 소리도 지르고, 아프다고 말씀하세요. 노력하시고 그래도 많이 힘드시면 무통하세요. 편히 생각하세요."

나는 이렇게 답했다. 나의 책을 읽고, 나의 강의를 듣고 두려움이 사라져 자신감을 갖고 잘해내시는 분이 많은 반면, 내용을 모두 이해는 했지만 아픈 것에 대한 걱정이 완전히 가시지 않는 분들도 있다. 고통에 대한 두려움이란 사람마다 다르기 때문이다. 아무리 노력해도 고통을 감내할 자신이 생기지 않는 산모님들도 있을 수 있다. 이런 분들은 고통에 대한 두려움으로 골반근육이 위축되어 자연출산이 더욱 힘들어진다. 그럼 무통시술을 받으면 된다. 시험에 합격하듯이 출산은 합격하는 것이 아니다. 노력하는 과정이 더 중요한 것이다. 결과에 집착하지 말라. 무통하면 하는 것이다. 제왕절개도 마찬가지이다. 제왕절개를 했기에 엄마의 역할을 제대로 못 했다고 의기소침해져서는 안 된다. 불가피하게 제왕절개해야 하는 경우도 열 명 중에 두 명은 된다.

괜찮다. 산모와 태아의 상태는 모두 다르고, 의료진은 최선의 방법을 찾는다. 그러나 내 경험상 산모의 생각이 바뀌면 누구나 '자연스럽게' 잘할 수 있는 상태로 된다는 것을 말하고자 한다. 다만 여러분의 몫은 스스로 하셔야 한다. 태아사랑, 태교다.

출산 전까지 그저 즐겁고 행복하게 태아사랑, 태교에만 푹 빠져라. 산고라는 단어를 떠올리거나, 입에 담거나, 생각할 필요가 없다. 미리 걱정하고 두려워하는 것은 태교에 해로우며, 출산에 전혀 도움이 되지 못한다. 태아사랑에 빠질수록 덜 아프다. 이것만 기억하라.

전부 100점을 받을 수는 없다

어쩌면 의료적 처치가 반드시 필요한 분만 상황이 올 수도 있다. 산모가 다칠 수도, 사고를 당할 수도 있다. 전치태반과 같이 자연분만이 불가능한 경우도 있다. 이때는 제왕절개를 해야만 한다. 직장 일이 바빠 태교에 매진할 수 없는 경우도 있다. 양수가 빨리 터져 불가피하게 촉진제를 맞게 될 수도 있다. 회음이 너무 길고 질겨서 아기가 넘지 못할 때는 회음절개를 조금은 해주어야 한다. 아기가 태변을 싸고 나왔을 때는 의료적인 처치가 필요할 수도 있고, 고대하던 '생애 첫 1시간'이 여러분이 기대했던 것처럼 안될 수도 있다. 아기가 계속 힘들어하면 신생아실로 빨리 가서 전문적인 처치를 받아야 한다. 모유가 생각만큼 나오지 않을 수도 있다. 자연출산을 목표로 했지만, 생각처럼 되지 않을 수도 있다.

이처럼 어떤 일이든 일어날 수 있다. 누구도 예상할 수 없고, 누구에게나 가능한 상황들이다. 하지만 이제 많은 것을 알게 되었으니 이러한 경우를 아무런 대비 없이 맞지 않도록 조심하고 주의를 기울이면 된다. 누락된 부분이 있을 때 그 부분에 얽매여 심한 스트레스를 받는다면 태교는 엉망이 될 것이다. 부족한 점이 있었다면 이후 더욱 잘하려고 노력하면 된다. 더욱이 그것 때문에 자신과 남을 탓하거나 비난하는 쪽으로 흘러서는 안 된다. 나는 태교에 대한 올바른 인식만으로도 태교는 자연스럽게 잘될 것이라고 생각한다.

태아사랑은 풀이과정이 중요하다. 나의 풀이방법이 '사랑수탄생'이요, '공명버딩'이라면, 산모 개개인의 '사랑풀이법'은 각자 다를 것이다. 인간이 태어나는 데에 '사랑'이 가장 필요한 것이기에 그 '태아사랑'을 맘껏 펼칠 시간과 기회가 열 달, 280일 누구에게나 공평하게 주어진다. 사랑이라는 정답을 향해 나아가는 과정과 애쓰는 마음, 그 진심과 정성을 다했다면 낙담할 이유가 없다.

생명에 대한 새로운 인식이 생긴 우리는 이제 더욱 지혜롭고 성숙해져야 한다. 모든 면에서 100점을 받기는 힘들다. 사람이 하는 일에 완벽한 무결점이란 없기 때문이다. 아기의 탄생에는 불가항력적인 부분이 존재한다. 아기가 언제 어떻게 나올지 아무도 정확히 알 수 없다. 어쩌면 그것은 인간의 손을 떠난 일일 수도 있다. 그래서 더더욱 태교가 필요한 것이다. 인간이 할 수 있는 최선을 다한 후 결과를 기다리는 것에는 아무런 잘못이 없다. 따라서 만일 열 달 태교를 진심으로 했다면, 나는 여러분이 이제 그만 출산과 산고의 짐을 벗고 자유로워지길 소망한다.

나는 강의 때마다 이야기한다. 우리는 언제나 금메달을 목표로 한다. 세상살이에서는 메달의 색이 나뉠지 몰라도, 출산은 항상 금메달이다. 무통, 제왕절개, 자연출산. 그 결과가 어찌 되었든 '태아사랑'의 기반 위에 아기는 언제나 금메달이라고. 누가 뭐라 해도 내 자식은 내게 언제나 금메달이다. 금메달이 아니라고 할 이 또한 없다. 이렇게 완벽한 금메달을 따는 것은 세상 어디에도 없다. 그것으로 충분하다라고 말이다.

제11장

공명해야 살아남는다

부모의 자격

·
·
·

　대부분의 사람들은 부모가 된다는 것에 대한 의미를 깊이 있게 생각해 보지 않는다. 그냥 나이 들면 결혼을 하고, 결혼을 하면 으레 아이를 낳고 사는 것이 당연하다고 생각한다. 부모가 되기 위해 어떤 준비를 하고, 어떤 책을 읽고, 어떤 마음가짐을 갖는다는 것에 대한 정보도 찾기 어렵고, 또한 그렇게까지 준비하면서 노력하는 사람들을 주위에서 보기 힘들기 때문에 그렇게 할 필요성을 느끼지 못한다. 학교에서 그러한 주제에 대하여 깊이 있는 강의나 수업을 들어본 적도 없을뿐더러, 그것을 강조하는 선생님이나 교수님을 만나기도 힘들다. 어떻게 보면 가장 중요한 인성교육, 즉 부모가 되는 교육이 전무한 현실이다.

　진료를 하다 보면 간혹 정말 대책 없는 임신부들을 만날 때가 있다. 아무 생각도 없이 갑자기 임신을 한 탓인지 태교 이야기를 해도 아무런 표정의 변화가 없다. 오히려 태교를 강조하면 듣기 싫어하는 눈치다. 이들은 임신하기 전과 같은 일상생활에만 관심이 있을 뿐 태아에는 별 관심이 없어 보인다. 남편과 사이가 좋지 않거나 자주 다투는 임신부도 있다. 몸이 무겁고 힘들어 짜증이 나는 데다 직장 일에 대한 스트레스와 피로로 만사가 귀찮다. 심지어 남편을 원망하고, 원하지 않은 임신이라는 생각을 하는 사람도 있다. 나는 이런 상태에서는 임신을 하면 안 된다고 생각한다. 임신할 자격이 없는 것이다.

아이의 건강과 미래, 임신에 대한 계획과 준비, 좋은 환경을 제공할 마음가짐과 태도, 자기 관리와 주변 관리에 대한 의지, 임신과 태교, 출산에 대한 정보와 공부 없이, '생기면 낳아 기른다'는 막연한 생각은 아이의 미래를 어둡게 만든다. 실제로 선진국에서는 아이를 갖기 전 건강한 몸을 만들고 철저한 계획임신을 한다. 부부태교대학을 졸업한 임신부와 남편들은 "지금이라도 이런 강의를 듣고 태교할 수 있어서 다행이에요", "음식 하나도 태아를 생각하고 먹게 돼요. 아이의 성인병이 뱃속에서 프로그래밍 되면 정말 큰일이죠", "의식 있는 좋은 엄마가 될 거에요", "왜 미처 이런 걸 몰랐을까요? 진작 알았다면 좀 더 잘 준비하고 더 잘할 수 있었을 텐데 아쉬워요"라고 말한다.

어떤 부모가 훌륭한 부모일까?

과외공부를 시켜서 좋은 대학에 보내야 훌륭한 부모가 될 수 있을까? 돈을 많이 벌어서 자식들에게 재산을 많이 물려주어야지 좋은 부모일까? 이렇게만 생각한다면 이 세상에 좋은 부모, 훌륭한 부모는 매우 많다. 그렇지만 이러한 가정의 자식들에게서 좋지 못한 소식을 우리는 많이 접한다. 왜 그럴까? 대답은 간단하다. 바로 세상과 공명하면서 살아가는 방법을 배우지 못했기 때문이다. 아름다운 인생을 살아가는 방법, 살아가면서 만난 역경에도 쉽게 좌절하지 않고 그것을 떳떳이 맞이하고 헤쳐나갈 수 있는 방법을 배우지 못했기 때문이다.

세상과 공명할 수 있는 능력! 이것은 태어날 때 가지고 태어나는 것이다. 태아 때부터 관심과 사랑을 많이 받고 엄마와 주위 환경과 공명하면서 태어난 아이들만이 가질 수 있는 특별한 능력이 바로 이것이다. 이러한 아이들은 동물과 자연과 환경과 공명하면서 살아간다. 인간의 문화를 사랑하고, 인간을 사랑하고, 인간과 공명을 이룬다. 이러한 능력을 부모가 자식들에게 주어야 한다. 이것이야말로 훌륭한 부모가 되기 위한 첫 번째 조건이자 부모가 되기 위한 자격이다. 바로 태교를 통해서만이 가능한 일이다.

이러한 태교는 임신부 혼자 하기에는 너무 힘들다. 임신 그 자체만으로도 몸이 무겁고 피곤하기 때문에 그 중요성을 충분히 인식했다 하더라도 꾸준히 하기가 쉽지 않다. 마음은 있어도 몸이 따라가지 못하는 것이다. 요즈음 대부분의 태교 강의는 임신부를 대상으로 이루어지기 때문에 남편이 교육을 받을 수 있는 프로그램이 거의 없다. 그런데 태교의 성공은 남편에게 달려 있다. 남편이 그 중요성을 깊이 인식하고 주동적으로 이끌어 주어야만 태교가 잘된다.

나는 기회가 있을 때마다 남편의 역할을 강조하면서, 태교강의도 반드시 부부가 함께 듣고, 외래 진료도 한 번 이상은 남편과 같이 오라고 당부한다. 내 경험상 '남편 교육'이 무엇보다 중요하기 때문이다. 남편이 열심히 태교에 참여하는 부부는 출산 때까지 꾸준하다. 태교를 같이하면 부부애도 더욱 깊어지고, 출산이 순조로울 뿐만 아니라, 태어난 아기도 건강하다. 이 역시 궁극적으로는 남편을 위하는 길이다.

이제는 기업과 사회가 나설 때다

·
·
·

　최근 몇 년간 우리 병원에서 부부태교대학을 운영하고 외부 강의를 다니면서 느낀 점은 사회적으로 태교의 중요성을 전혀 인식하지 못하고 있다는 것이다. 태교는 임신부만 해야 하는 것, 임신부의 전유물이라 생각하고, 다른 사람들은 전혀 관심이 없다는 데 문제의 심각성이 있다. 이 같은 인식 속에서는 임신부가 태교에 전념한다 해도 잘되기는 힘들며, 스트레스를 심하게 받게 마련이다. 임신을 하면 직장에 폐라도 끼치는 죄인처럼 느끼면서 근무를 해야 하는 게 현실이다. 임신부를 주위에 두고 버젓이 담배를 피우며 불평불만을 늘어놓는 직장인들과 어떻게 함께 일하겠는가? 임신부와 함께한 식사 자리에서 일그러진 얼굴로 남의 험담에 열을 올리는 친구와 어떻게 함께 밥을 먹겠는가?

　내가 다니는 직장도 별반 다르지 않다. 그래서 나는 직원들을 대상으로 '사랑수탄생' 강의를 하고, 직장 내 분위기를 바꾸려고 열심히 노력하고 있다. 분만실 간호사가 임신을 하면 아침에 만날 때마다 태명을 불러 주며 태아와 인사를 한다. 처음에는 다른 직원들이 어색하게 생각했지만 지금은 아주 자연스럽게 되었다. 요즘 지하철이나 기타 장소에서 임신부를 만나면 마음속으로 태아에게 사랑의 파동을 보낸다. 태아도 내가 보낸 사랑의 파동을 받고는 기분이 좋을 것이라고 믿으면서 말이다.

임신한 것을 미안해하지 않아도 되는 사회

임신한 아내와 남편만이 아니라 친척과 이웃사촌, 직장 동료, 특히 직장 상사, 나아가 이 사회 구성원이라면 누구나 태교의 중요성을 알고 있어야 한다. 태교가 제대로 정착되려면 임신의 당사자들보다 우리 사회 구성원들이 먼저 태교를 알고 있어야 하고, 태아사랑의 마음이 있어야 한다. 그러면 자연스럽게 임신부를 대하는 직장 내의 분위기도 바뀔 것이고, 직장을 다니면서 임신하는 일이 지금과는 전혀 달라질 것이다. 식구 중에 임신부가 있으면 시댁 식구나 친정 식구 그 누구라도 며느리나 딸을 대할 때 태교할 수 있도록 언행을 주의하고, 스트레스를 주지 않고 맘을 편히 갖도록 배려해주어야 한다.

이런 일들은 말로는 쉬운 것 같지만 태교가 어떤 것인지 모른다면 절대로 이루어질 수가 없다. 지금처럼 태교란 말을 들어서 시큰둥한 반응이 따라오는 사회현실 속에서는 곤란하다. 태교란 말을 모르는 사람은 없지만, 이 책의 서두에서부터 시작된 태교의 진정한 함의를 아는 이들이 없기에 어려운 것이다. 태아프로그래밍, 옥시토신 샤워와 엔도르핀 샤워, 출생 트라우마, 아이 오프닝, 각인, 생애 첫 1시간, 사랑수탄생, 모자공명, 마더스 하이, 고난을 극복하는 생애 최초의 백신 등 이런 말을 던져주었을 때 환하게 웃으며 공명해주는 마음들이 필요한 것이다.

왜 우리 사회에서는 직장여성이 임신을 하면 불편한 마음과 심하게는 죄책감까지 가져야 하는가? 아이를 낳고 다가올 현실적인 문제들에 대해 걱정을 하며 임신기를 보내게 하는가? 누구보다 가까운 일가친척과 지인들은 왜 임신한 여성에게 스트레스를 주는가? 이들은 모두 '태아사랑'을 모른다. 그런 것이 있는지조차 알지 못한다.

임신한 것을 미안해하지 않아도 되는 문화. 태아의 존재를 인정하는 문화. 직장에서 태명을 불러 주면서 인사하는 문화. 임신한 직원을 위해 친구와 직장 동료들이 조촐한 임신 축하파티를 열어 주는 문화. 임신부를 배려하고, 격려하고, 10개월을 직장 동료들과 함께 만들어 가는 태교 문화. 태아사랑과 산모사랑의 인식이 존재하는 사회. 태교를 말하지 않아도 자연스럽게 태교가 되는 사회. 임신하면 행복해지고, 그 행복한 임신부를 보면서 나도 아이를 갖고 싶다고 느끼게 하는 문화.

태교라는 것을 통해 우리는 궁극적으로 타인이 행복한 것을 보고 나도 행복해지는 사회를 지향한다. 아기가 태어나 사랑수에서 행복하게 웃을 때 엄마도 행복해지듯이. 이는 표면적으로는 태아를 위한 일이지만, 좋은 일이 많이 일어나는 사회는 결국 그곳에 속한 개인을 행복하게 한다.

나는 부부태교대학에 오신 남편들에게 강의 마지막에 항상 '여러분이 나중에 어느 조직의 책임자가 되면 태교의 중요성을 여러 사람에게 알려 여러분의 조직에서 아름다운 태교문화가 꽃피울 수 있도록 앞장서 달라'고 부탁한다. 미래의 리더들에게 미리 당부해두는 것이다. 이들에겐 인식의 토양이 만들어졌기 때문이다.

공공장소에 그저 임신부 배려석 표시를 해 둔다고 해서 엄마와 태아에게 도움이 되는 것이 아니다. 그 표시를 보아도 아무런 마음의 메아리가 없으면 그런 표시는 우리에게 불편일 뿐이다. 지원금을 준다고 여성이 임신을 하는가? 보조금을 받는다고 아이를 더 잘 키우는가?

'행복한 삶'이란 뜻인 '복지(福祉)'는 돈으로 되는 것이 아니다. 진정한 복지는 우리 인식의 토양에서 이루어진다. 개개인이 모두 행복하다고 느낀다면 그곳은 복지(福地)고, 그것이 바로 진짜 복지(福祉)일 것이다.

출산한 여성을 기업이 모셔야 하는 이유

.
.
.

인간에게 이기심과 이타심이 있다면, 개인이 모여 만들어진 법인 즉 기업에도 '이기적인 본능'과 '이타적인 본성'이 있을 것이다. 이기심을 발휘하는 법인이 경쟁에서 승리하는 것은 당연하다. 이타적인 덕성을 가진 기업이 진화에 성공하는 것은 더욱 자명하다. 인간이 태어나 덕을 쌓고, 덕을 낳고, 덕을 베풀고 간다면, 인간이 모인 기업도 우리 사회에서 인간의 모성 발휘와 같은 덕을 쌓고, 낳고, 베풀 수 있을 것이다. 어미가 자식을 낳아 기르고 자식에게 베푸는 것과 같이, 기업도 우리 사회를 낳고 기르고 보살피는 역할을 하는 것이 당연하다. 기업에도 모성이 있다.

기업이 이런 역할을 마땅히 해야 하는 이유는 덕을 잃으면 신도 인간을 버리듯, 덕이 없는 기업은 사회에서 버림을 받기 때문이다. 신의 버림을 받은 인간의 말로가 질병과 재앙, 죽음이라면, 사회에서 버려진 기업의 말로는 파산, 퇴출 그리고 쇠망이다. 생존을 위해서라도 기업은 반드시 모성을 가져야만 한다. 이기적인 기업의 경쟁 본능을 이타적 덕의 본성으로 다스리며 타락을 제어해야만 살아남을 수 있다.

엄마, 인간을 가장 잘 아는 존재

여성은 임신과 출산을 통해 신체적, 정신

적으로 실로 엄청난 변화를 겪는다. 삶의 극한을 넘기는 천연 백신을 맞고, 이타적 호르몬에 흠뻑 젖음으로써 삶을 바라보는 시각이 바뀌게 된다. 특히 이들은 신뢰의 호르몬으로 뇌가 리프로그래밍 된 사람들이다. 우리가 사랑의 호르몬 작용으로 상대에게 애정을 느끼듯, 임신과 출산 시 분비되는 '신뢰의 호르몬'은 여성과 태아를 모두 친사회적으로 프로그래밍한다. 이는 갈등과 적대감이 만연한 우리 사회에 꼭 필요한 일이다.

실제로 건강하게 산후를 보낸 여성은 아이를 낳지 않은 여성에 비해 훨씬 젊고 건강하다. 이것은 무얼 의미하는가? 환경에 대한 적응력이며, 생존력이자, 인화(人和)다. 기업과 사회가 직원에게 원하는 것이 바로 이러한 자질일 것이다. 우리 사회가 나이 많고, 임신하고, 아이를 낳은 여성의 채용을 꺼리는 일은 인식의 부족이다. 임신부와 여성, 주부와 어머니에 대한 우리 사회의 인식과 시선은 형식적이고 피상적인 것을 넘어서야 한다.

기업의 모성 발휘는 인간의 모성 발휘보다 더욱 뜻깊다. 널리 사회를 이롭고 복되게 하는 일이기 때문이다. 우리가 인간으로서 부끄럽지 않게 살고자 하듯이 기업 역시 우리 사회에 명예로운 이름을 남기고자 하는 포부와 뜻이 없다면, 그 기업의 존재 가치는 없다 할 것이다. 기업은 인간의 건강을 해치고, 인간의 안전을 해하고, 인간의 삶을 불행과 타락으로 이끌어선 결코 존립할 수 없다. 좋은 것을 만들고, 좋은 것을 팔고, 좋은 것을 권하고, 좋은 문화를 선도해야만 기업도 생존할 수 있다.

이 모든 '좋은 것'이 구체적으로 어떤 것인지를 가장 잘 알고 있는 사람이 바로 출산한 여성이다. 자신의 아이에게, 나 자신에게, 남편에게, 가족에게, 그리고 인간에게 어떤 것이 좋은 상품이며, 좋은 서비스이며, 좋은 가치이며, 좋은 일인지는 아이를 낳아본 이가 가장 잘 안다. 아이를 직접 키워본 이가 제일 많이 안다. 가정을 꾸리는 엄마는 모두 알고 있다. 임신과 출산을 통해 여성은 인간이 어떤 존재인지를 가장 잘 아는 위치에 올라서게 된다. 여성의 임신과 출산은 인간존재의 철학적 물음에 대한 해답과 같다. 이들의 해답은 철학자의 관념보다 쉽고, 직접적이고, 확실하며, 보편적이기에 더욱 유용하다.

기업이 보는 인재의 능력에는 여러 가지가 있을 것이다. 나는 출산한 여성들이야말로 인간이 지닌 최고의 능력을 발휘했다고 여긴다. 그들은 인간 최고의 한계를 정면으로 돌파하고 극복했으며, 성취해냈다. 신입사원이나 경력사원들의 교육프로그램에 항상 포함되는 극기와 인내 훈련보다 더한 것을 출산한 여성은 이미 경험했다. 기업은 이 사실을 명심해야 한다. 그 모든 것을 온몸으로 체험한 여성을 우리 사회와 기업이 마다할 이유가 없다.

따라서 반드시 중용해야 한다. 일차원적으로 출산한 여성만 가려 뽑아야 한다는 말이 아니다. 엄마가 된다는 것의 참뜻을 우리 사회가 알게 되었으면 한다. '어머니'에 대한 진정한 가치의 회복을 말하고자 함이다. 인간생명의 가장 아름다운 모습을 직접 보고 뜨겁게 울어 본 사람, '인간이 그렇게 아름답고 예쁘더라'는 이야기를 해 줄 수 있는 사람. 그 특별하고 생생한 체험담에 공명하는 것만으로도 우리의 직장은 행복해질 것이다.

'사회의 엄마'가 '개인의 엄마'와 친하지 않고서 어찌 성공할 수 있겠는가. 사회의 엄마로서 태교를 이끌고, 따사로운 기업의 모성으로 우리 사회를 도덕적으로 프로그래밍하는 일. 나는 우리 사회에서 밤낮없이 열심히 일하는 기업들이 그 기회를 갖게 되길 진심으로 소망한다.

여성의 출산은 또 다른 국방이다

.
.
.

아이를 낳으면 주위 사람들의 관심이 일순간에 쏟아진다. 어린이집과 유치원, 초등학교, 중학교, 고등학교, 대학교, 심지어 미래의 직업과 외모, 배우자감에 이르기까지 아이를 향한 관심의 말들이 넘쳐 난다. 아이의 일거수일투족은 곧 아이의 미래를 결정하는 것으로 단 하나도 그냥 넘길 수 없다. 학교를 보내고, 과외 공부를 시켜 대학에 들어가게 하고, 좋은 직장을 구할 수 있도록 도와주는 것이 부모의 역할일까? 그것보다는 가장 중요한 뇌의 탄생기, 태내부터 만 3세까지 엄마가 아이를 돌보는 것이 더 중요하다.

아기가 태어나서 100일을 거쳐 첫돌을 지내고 만 3세가 될 때까지 유념해야 할 점은 '공명'이다. 뱃속에서 나왔다고 해서 태내 환경과 완전히 단절되지는 않는다. 모태 환경은 평생 기억되고 일생을 따라 다닌다. 따라서 아기가 탯줄을 끊고 엄마와 독립된 몸이 되었더라도 '모태의 재현, 모태의 반복, 모태의 재생'이 필요하다. 그것은 엄마만이 해줄 수 있다. 부부가 태교를 열심히 했다면 아빠의 참여도 물론 좋다. 아기가 엄마에게 안기고 싶고, 먹고 싶고, 자고 싶은 것은 모두 모태로의 회귀 본능에서 나오는 것이다.

엄마가 아기를 업고 있어도, 안고 있어도, 아기와 다른 방에 떨어져 있더라도, 아기와 같은 집에 있지 않더라도, 아기와 생물학적 공명 관계는 지속된다.

심장 박동마저 공명하고 있다는 사실을 아는가! '엄마가 아기를 키워야 한다'는 의미는 상당히 과학적이고 정확한 말이다. 그것은 가장 기초적인 육아법이며, 가장 전문적인 육아법이자, 태교의 원칙이다. 아기와 공명되는 사람은 원칙적으로 엄마밖에 없기 때문이다. 육아 도우미와 친척, 친정 부모와 시부모, 보육원 선생님 등이 대신 할 수밖에 없는 현재의 육아 방식은 문제가 있다. 선진국에서는 만 3세가 되지 않은 아기를 어린이집에 맡기는 경우가 드물다. 엄마와 아기의 '모자 공명'을 지켜준다는 의학적 판단에 근거해서 '만 3세까지는 반드시 엄마가 키워야 한다'는 사회적 인식의 변화가 필요하다.

'출산 후 만 3세까지'는 엄마가 아기를 잘 돌볼 수 있는 환경을 만들어 주는 방향으로 정부 정책의 큰 원칙이 정해져야 한다. '어떻게 하면 엄마가 아기를 만 3세까지 잘 키울 수 있을까?'에 대해 국가가 고민해야 한다는 것이다. 그래야만 우리 후손들의 정신과 육체 건강을 보장받을 수 있다. 이는 대한민국의 장래와 직결되는 문제다.

인간의 출생을 연구하면서 '이렇게 중요한 것을 왜 여태 몰랐을까? 왜 누구도 이것을 가르쳐 주지 않았을까?' 스스로 수없이 되물었다. 우리의 교육은 정말 중요한 것들을 놓치고 있다는 생각이다. 정보와 지식에 대한 것은 모자람이 없을지 모른다. 그러나 한국 문화의 진정한 가치와 중요성, 조상들의 덕의 정신, 인간 생명의 잉태와 탄생의 철학, 인간의 성장과 모성의 윤리, 만사만물의 공명 원리는 왜 학교에서 배울 수 없는가? 우리는 우리가 태어난 나라의 문화를 아직도 잘 모르고, 우리가 태어나 살다 가는 것에 대해서는 정말 아무것도 모르고 있다.

국가는 '출산율이 저조하다', '아이들이 병들고 있다', '청소년이 폭력적이다', '흉악범이 넘쳐 난다', '사회 갈등이 심각하다'라면서 고민만 할 것이 아니라, 태교를 잘할 수 있도록 도와야 한다. 그리고 우리가 알아야 할 중요한 것들을 지금부터라도 학교에서 가르쳐야 한다. 교육의 내용과 질이 지금과는 달라져야만 한다. 교육 프로그래밍은 지금 당장 국가가 해야 할 일이다.

군대 3년 vs 임신·출산·육아 3년

여성이 아기를 낳고 키우는 일은 남성이 군대를 가는 것처럼 중요한 일이다. 군 복무가 국방의 의무이듯, 여성의 출산도 나라를 지키는 또 다른 국방이다. 출산은 국가의 장래, 국력, 국익과 직결된다. 장래 저출산이 가져올 심각한 사회 문제를 국민들은 대수롭지 않게 생각하는 것 같다. 직접적으로 자기 일이 아니라고 생각할 수도 있다. 하지만 우리가 태교와 출산, 육아의 중요성을 인식하게 되면, 이는 한 나라의 장래가 걸려 있는 최우선적 과제임을 깨닫게 된다. 임신한 여성의 태교와 출산이 순조롭게 이루어질 수 있도록 국가가 법적·제도적 도움을 주어야 한다.

남성이 군대를 갔다 오면 그 기간을 경력으로 인정해 주듯이 여성의 임신, 출산, 육아도 그 기간만큼 사회적 경력으로 인정해 주는 제도를 국가가 마련해야 한다. 이것은 교육과 복지, 고용과 인재 양성, 여성 정책과 노동 분야 등 다양한 항목에 걸친 가장 기본적인 제도이며 국가의 의무이자, 궁극적으로 국가가 사회 구성원 개개인과 서로 공명하는 길이다. 우리나라의 미래는 여기에 달려있다.

출산율에 대한 해답

⋮

전염병이란 정말 무섭다. 광우병, 조류 인플루엔자, 구제역 등 가축을 매개로 하는 전염병과 잊을 만하면 찾아오는 신종 플루, 에이즈, 메르스, 항생제가 듣지 않는 감염질병 등의 창궐... 희귀한 전염병에 걸려 전 세계가 공포에 떠는 얘기는 영화 속에서만 나오는 일이 아니다. 왜 인간에게 전염병과 같은 위험한 생존의 위기가 닥치는가?

해일, 홍수, 지진, 폭염과 폭설, 화산 폭발, 해수면 상승, 지구 온난화 등의 환경 재앙도 역시 위협적이다. 그런데 대부분의 사람들이 그 심각성을 인식하지 못하고 있다. 아마 모두들 먼 훗날의 일이고 자신이 살아 있는 동안에는 별일이 없을 거라고 생각할 것이다.

'내 자동차가 오늘 배기가스를 조금 배출했기로서니 남극의 빙하가 지금 당장 녹는 것은 아니지 않은가.'

한 번이라도 이렇게 생각했다면 자신을 둘러싼 환경과의 공명을 깼다는 의미다.

'다른 사람이 어떻게 태어나 사는가는 나와 상관없다. 내가 잘살기도 힘든데 어떻게 남을 생각하나? 트라우마를 받든 말든 태어나면 그만이지. 아니, 내 아이만 트라우마가 없으면 되는 거지.'

학교 친구를 따돌리고 집단으로 괴롭힌다. 몸에 해로운 첨가물과 조미료를 넣어 음식을 만들고 판다. 농약을 사용해서 과일을 예쁘게 키운다.

잘 팔리면 그만이고, 돈만 벌면 그뿐이다. 지하철에서 자신의 감정을 다스리지 못해 욕하고 때린다. 공공장소에서 담배를 마구 피워 댄다. 남에 대한 비방과 악의로 인터넷은 진흙탕이다. 이런 우리의 자화상들은 모두 우리가 놓친 태교에서 비롯된 것이다.

전쟁터 같은 우리 사회의 모습은 모두 잘못된 출발이 원인이다. 처음부터 으르렁거리고 싸울 마음을 먹고 태어났기 때문인 것이다. '사랑과 모성'에 대한 태초의 입력 과정은 사라지고 세상에 대한 증오와 멸시, 무관심과 이기심이 그 자리를 대신하고 있기 때문이다.

이런 세상에 아이를 낳고 싶어하는 이들은 없을 것이다. 이는 출산율이 아닌 생존율의 문제이다. 동물의 본능적 관점에서, 인간이 아이를 낳아 자손이 번영을 누릴만한 환경이 되지 못할 때 자손번식의 본능이 발동할 리 없다. 우리가 저조한 출산율을 걱정하여 한국인이 사라질 위기를 말하기 이전에, 우리 아이들의 저조한 생존율 문제를 돌아봐야 한다.

태교에 매료되면 아이를 낳고 싶어진다

태교를 해야 한다. 태교를 제대로 하지 않으면, 옥시토신이 부족한 신뢰가 없는 인간, 뇌가 비정상인 비정한 인간이 탄생한다. 타인에 대한 배려와 사랑, 이타심이 부족한 탐욕적이고 이기적인 성정의 사람이 된다. 태교를 가벼이 보지 말라. 우리가 한 모든 일은 다시 우리 자신에게 돌아오게 되어 있다. 태교를 잘못하면 엄마와 아빠는 아이를 키우면서 평생 힘들고 애를 먹는다. 태교는 아이를 위한 것이라 여기지만, 결국 태교를 잘하고 못한 결과는 부모에게 돌아오고, 우리 사회로 돌아온다.

태교는 반드시 인간다운 사회를 만들 수 있다. 이것은 지금까지의 경험에 근거한 나의 신념이다. 내가 만난 이들은 정말 그랬다. 태교를 한 아이는 올바르고 건강했다. 태교를 하면서 부모는 좋은 사람으로 다시 태어났다. 태교를 잘하면 아이를 임신한 것이 즐거워진다. 내가 말하는 것은 음악회나 몇 번 다니고 동화책 한두 권을 읽고 지나는 것이 아니다. 아이와 함께 교감하는 행복에 눈뜨는 것이다.

나의 강의를 듣고 태교가 무엇인지 알게 된 이들은 강의실을 나서는 표정마저 다르다. 문을 나서며 엘리베이터를 타는 순서도 서로에게 양보했다. 준비해둔 간식을 드실 때면 다른 부부들을 배려했다. 주말 이른 시간에 강의에 오라니 불만이 가득해 찡그리고 웃지 않던 얼굴들이 눈물이 그렁그렁하여 상기된 얼굴이 되었다. 그처럼 온화하고 부드럽고 선한 어른들의 표정은 그 어디서도 볼 수 없는 것이었다. 나는 강의 때 나의 산모와 태아, 가족들의 사진과 동영상 자료를 많이 쓰는데, 그들의 진심 어린 사랑과 행복이 전해져 인간을 변모시키는 것이다. 강의가 끝난 후 그들은 전했다. '태교하고 싶고, 정말 아이를 낳고 싶다'고 말이다.

그들은 느끼는 것이다. '인간 생명체란 이처럼 아름답구나...', '아이를 낳는 것은 이렇게 인간을 행복하게 하는구나...'

한국인이 사라지고 있다는 위기감 속에서 어떻게 해야 출산율을 끌어올릴 수 있을지 참으로 난감하다. 나는 '사랑수탄생'을 강의하며 사람들의 본성을 보았다. 인간을 사랑하고, 인간을 낳고 싶어 하는 인간본연의 본성. 그것은 종족을 번식시키고자 하는 동물적 본능과는 전혀 다른 것이었다. 나는 그것이 매우 인간적인 열망임을 느꼈다. 정말 뜨겁게 눈물 나는 경험이었다.

태아사랑 문화가 널리 퍼지면, 태교에 매료되는 사람들이 늘어날 것이다. 이들은 순수하게 아이를 낳고 싶고, 아이를 키우고 싶어 아이를 갖게 될 것이다. 인간을 낳고 싶고, 인간을 아끼고, 도와주고, 사랑하고 싶은 마음. 본디 태어날 때 우리는 인간을 서로 사랑하도록 입력되어 있어 아무런 저항 없이 인간이 그저 좋은 마음. 우리는 바로 이 마음에 기대어야 한다. 출산율을 높이는 것은 오직 태교만이 할 수 있다. 이것이 저출산율을 극복하는 진정한 처방전이다.

제12장

태아가 행복한 나라로

아빠 펭귄의 모성

. . . .

    지구에서 가장 추운 곳 남극에서 알을 낳는 새가 있다. 남극에 서식하는 황제펭귄은 지구상에서 가장 큰 펭귄이다. 다 자랐을 때 유치원 어린이만큼 크기도 한다. 특이하게도 동토의 땅 남극에서도 가장 추운 계절인 겨울에 알을 낳는단다. 왜 하필 가장 추울 때 알을 낳을까? 겨울에 알을 낳아 새끼를 부화시키면 황제펭귄의 천적으로부터 새끼를 보호할 수 있다. 천적도 추운 겨울엔 서식지를 이동하거나 활동을 제한하기 때문이다. 또 한가지 이유는 알을 겨울에 낳아야 남극에 봄이 올 때 갓 태어난 새끼들이 따스한 햇살을 누릴 수 있기 때문이란다. 어찌 이런 깊은 생각을 하는 생물이 있을까? 황제펭귄, 그들의 산란법이 궁금하다.

    황제펭귄의 다큐를 본 적이 있다. 그들의 겨울나기는 혹독하다 못해 잔인하고 처절하다. 영하 50~60도를 넘나드는 강추위, 얼음과 거센 바람, 돌풍과 눈이 뒤섞인 블리자드, 해가 뜨지 않는 겨울. 남극을 서식지로 하는 그들에게도 겨울은 생존을 위협하는 가혹한 계절이다. 그들은 오로지 알을 낳기 위해 남극의 외딴 장소로 무리 지어 이동한다. 짝짓기를 하고 알을 낳으면 암컷은 멀리 100km 이상 떨어진 바다로 떠난다. 추위에 먹을 것이 없는 남극의 겨울엔 식량을 구해와야만 한다. 엄마는 알을 낳고 바다로 나가 태어날 새끼의 먹거리를 비축하는 것이다. 이때 아빠 펭귄이 알을 품는다. 두 발 사이에 알을 올려놓고 가슴 털로 덮어서 말이다.

발 위에 둥근 알을 올리는 것은 쉽지 않을 뿐 아니라, 추운 기온에 알이 얼기 때문에 품은 알을 내려놓는 것도 할 수 없다. 아빠는 새끼가 알에서 깨어 어미를 만날 때까지 수개월 먹이도 먹지 않는다. 먹이를 먹으러 간 사이 알을 잃어버릴 수 있기 때문이다.

　나는 잊을 수가 없다. 어느 날 대형 블리자드가 닥쳤다. 알을 품고 서있기엔 바람이 너무 세차 황제펭귄들은 모이기 시작했다. 바람의 방향을 등지고 최대한 가슴속 알이 바람을 피할 수 있도록 이들은 원을 그리며 서기 시작했다. 마치 달팽이관처럼 대열을 만들어 안쪽 원의 펭귄들이 바람으로부터 보호를 받고, 얼마의 시간이 흐른 후 바깥쪽 펭귄들과 교대를 했다. 남극의 장관이었다. 그들이 무얼 하고 서있는지를 모른다면 말이다. 알면서 지켜보는 것은 괴로웠다. 얼마나 추울까? 얼마나 고통스러울까? 안쓰러움과 측은함이 뒤엉킨 짠한 마음에 눈물이 앞을 가렸다.

　이들의 노력은 오로지 알을 사수하는 것에서 나온다. 4개월 아빠의 가슴에서 부화한 새끼가 드디어 알에서 깨면, 아빠는 위에 저장했던 먹이를 토해내어 새끼에게 먹인다. 이를 '펭귄 밀크'라고 한다. 아빠가 먹이는 펭귄의 우유. 황제펭귄에게 아빠는 곧 엄마다. 새끼를 품고 젖을 먹이고, 갈매기에 쪼여 피가 흘러도 꿈쩍도 않고 서서 자식을 보호한다. 몇 개월 먹지도 않고 알을 품었기에 몸은 많이 야위어있다. 엄마가 천적으로부터 살아남아 무사히 귀환하면 아빠는 먹이를 먹으러 바다로 나갈 수 있지만, 엄마가 올 기약이 없는 경우도 있다. 새끼는 홀로 체온조절이 어려워 아빠의 가슴속에 머무는데, 잠시 때를 놓치면 얼어 죽기도 한다. 아빠는 죽은 새끼를 아쉬워하며 가슴속에 자꾸 넣어보지만 아기 펭귄은 미동도 않는다.

왜 굳이 이런 극한의 환경에서 알을 낳아 고생을 자처하는지 인간이라면 수없이 던졌을 질문들에는 생각조차 없을 그들이다. 황제펭귄으로 태어나면 받아들이고 사는 것이다. 이는 인간을 제외한 모든 종들의 운명이다. 인간의 마음으로는 정말 이해하기 어려운 생존법이다. 인간이라면 받아들이지 못할 것이다. 인간인 우리는 절대로 견디지 못할 추위와 바람, 수개월의 단식과 외로움, 극한의 희생과 고통이었다. 인간은 의외로 많은 동물들이 알이나 새끼를 낳는 데에 목숨을 버리는 각오와 자신의 목숨을 실제로 내놓는 희생을 하고 있다는 사실을 알 필요가 있다. 인간이 아이를 잉태하고 낳는 과정도 결코 쉽지만은 않다. 그러나 인간이라는 최고의 고등동물로 태어난 행운으로 우리는 남극의 겨울과 같은 극한상황으로부터의 안전을 확보했지만, 우리들의 태아는 그렇게 안전하지만은 않은 것은 어떤 까닭인가?

사고의 동물인 인간은 생각이 많아 4계절이 평안한 조건 속에 아이를 잉태하고 있어도 만족이 어렵다. 날씨가 좋아도 불평, 비라도 내리면 물론 더욱 불만족이다. 태교가 좋다 하니 시작은 하지만, 열 달 동안 꾸준히 평상심을 유지하기는 어렵다. 조그만 일에도 감정조절이 잘 되지 않고, 와인 한잔하는 것도, 여행을 떠나는 것도 쉽지가 않다. 엄마가 되기 위해, 아빠가 되기 위해 먹고 싶고 하고 싶은 일들을 하지 못하는 것도 스트레스다. 그래서 아이를 낳고 나면 우울증이 찾아온다. 주어진 것에 감사하는 마음이 필요하다.

눈물겨운 황제펭귄의 일생에 비하면 우리는 얼마나 행복한가? 이만한 환경 속에 인간다운 삶을 누리고 살아있는 것만으로도 말이다. 거대한 블리자드를 온몸으로 막으며 알을 지키는 황제펭귄들이 우리와는 별개의 삶일지 모르나 그들의 아픔에 공감하는 것만으로도 많은 태교가 된다.

알에서 성체로 무사히 성장하는 황제펭귄은 생존력이 강하다. 어느 정도 자란 새끼가 추위를 피해 아빠의 품으로 파고들 때 아빠 펭귄은 더 이상 허락하지 않는다. 아직 솜털이 가득한 새끼를 남극의 환경에 적응시키고자 강하게 키우는 것이다. 훗날 자신처럼 알을 품고 새끼를 살리려면 말이다. 요즘 자식을 많이 낳지 않아 자녀 사랑이 극진한 부모들이 많지만, 대부분의 동물들은 새끼를 강하게 키운다. 나는 아빠들이 크게 도와야 한다고 항상 말한다. 아빠 펭귄은 돕는 정도를 넘어 새끼를 홀로 낳아 먹이고 키워내니, 아빠지만 모성이 그득한 엄마다.

덩치가 크고 무거워 이름이 '황제'펭귄이지만, 원래 동물의 제왕, 황제는 인간이다. 인간이 진정한 황제가 될 수 있는가? 질문을 던져본다.

우리는 매일 엄마의 자궁 속으로 들어간다

:
:
:

　연어는 수천 킬로미터 떨어진 곳에서 헤엄쳐 자신이 태어난 하천으로 돌아간다고 알려져 있다. 그곳에서 알을 낳고 죽음을 맞는 연어의 일생은 많은 감동을 자아낸다. 연어가 왜 굳이 태어난 곳으로 돌아가 알을 낳고 죽는지, 그리고 어떻게 그곳을 알고 찾아갈 수 있는지는 알 수 없다. 무릇 생명이라면 자신이 온 그곳에 대한 강렬한 이끌림을 지니게 마련이다. 우리 아이들도 자라면서 '엄마, 나는 어디서 왔어?'라고 묻는다. 왜일까?

　우리도 몰랐던 귀소본능 때문이다. 우리는 태어나 엄마 품에 안겨 잠을 자고 젖을 먹어야 한다. 걸음마를 뗄 때면 엄마가 옆에서 붙잡아 주어야 하고, 엄마에게 말도 배워야 한다. 학교에 입학할 때면 옷을 입혀 주고 머리를 쓰다듬으며 잘 가라고 손을 흔들어 배웅해 줄 엄마가 필요하다. 학교에서 돌아와 문을 열면 나를 반겨 주는 엄마가 있어야 한다. 마중을 나오고, 대화를 들어 주고, 간식을 챙겨 주는 엄마가 필요하다.

　장성한 후에도 엄마는 있어야 한다. 아침밥을 거르면 안 되고, 술국도 먹어야 하고, 늦으면 어디서 무얼 하는지 걱정해주는 사람이 필요하기 때문이다.

　좀 더 있으면 엄마는 더욱 필요해진다. 엄마 없는 결혼을 하는 것은 너무나 서럽고 싫다. 손주도 안겨드려야 한다. 독립을 해도 가끔 엄마의 손맛이 그립다. 불혹을 넘겼어도 아프면 엄마가 필요하다. 손자와 손녀도 다

컸고 중년이 훨씬 지나 흰머리가 많이 생긴 지금도 엄마는 없으면 안 된다. 설령 엄마가 건강하지 않아도, 엄마가 나를 몰라보더라도 말이다. 우리는 '엄마'라는 말을 부를 대상이 필요하기 때문이다. 이처럼 인간은 태내에서와 마찬가지로 평생 엄마의 그늘에서 벗어날 수 없다.

우리의 신체 공명이 엄마에게서 시작되었고 엄마와 연결되어 있기에 우리는 엄마를 찾는다. 귀소본능으로 우리는 살아가면서 늘 엄마를 그리워하게 되어있다. 이는 살아있는 동안 멈추지 않고 자동 리플레이되는 원초적 본능이다.

태내 환경의 리플레이

그래서 인간에겐 귀소본능 장치가 탑재되어 있다. 갓 태어난 아기를 보라. 아기는 대부분 잠을 자며 시간을 보낸다. 활동이 왕성한 아이들도 낮에는 낮잠을 자야 한다. 성인도 마찬가지다. 이는 모두 태내에서부터 시작된 것이다. 태내의 열 달, 280일은 한마디로 말해 '잠의 시간'이다. '잠'은 또 다른 말로는 '휴식'이다.

현대인의 일상은 피곤함과 고달픔의 연속이다. 태내의 기억과 멀어지고 나이가 들수록 우리는 잠에서도 멀어지고 휴식에서 벗어난다. 이렇게 평생을 가는 것은 지친 행보다. 그래서 우리의 일상에 '잠의 시간'이 들어 있는 것이다. 쉬고 싶을 때는 태내로 돌아가 쉬어야 한다. 그래야 가장 편히 쉴 수 있다. 그 시간이야말로 인체에 내장된 기억 속 최고의 편안함이다. 일상의 피로와 시달림에서 벗어나 휴식을 취하고 싶은 것은 결국 태내로 돌아가고 싶은 귀소본능 때문이다.

현대인들은 사는 것이 힘들어 잠을 자면서도 편히 쉬지 못한다. 온갖 걱정과 고민 때문에 쉽게 잠들지 못한다. 자면서도 근심과 고민은 지속된다. 그러니 태내의 잠은 그 얼마나 달콤했겠는가. 엄마 자궁 안에서의 시간은 인간의 100년 세월 중 가장 평화로운 시간이다. 태교가 잘되고 모자 공명이 탄탄하다면 더욱 그러하다. 뇌가 이렇게 평화로운 시간 속에서 탄생한다는 사실은 매우 중요하다. 세포가 생겨나고 생명의 기운이 움틀 때 어지럽고 흉한 일을 겪으면 그것이 고스란히 담긴다. 순하고 고요한 잠 속에서만이 바르고 고운 생명이 태어난다. 이는 인체의 순리이자 과학이고 명백한 대자연의 이치다. 그러니 '태아의 잠'을 방해해서도 '태아의 휴식'을 망쳐서도 안 된다.

잠과 유사한 또 다른 귀소본능 장치는 '물'이다. 우리는 매일 물에 몸을 적시고 몸을 담근다. 물속에 있으면 잠잘 때와 마찬가지로 매우 편안하다. 물에는 이완과 안락, 자유와 해탈이 있다. 물로 고통과 병이 치유되는 사례는 수없이 많다. 우리는 양수에 떠다니다 나오지 않았는가. 인간이 물에서 편안함을 느끼는 것 역시 태내 시간의 흔적이며, 태내 기억의 재생이다.

이렇게 우리는 매일 태내로 가서 그곳의 경험과 기억을 상기한다. 우리는 태내의 환경에서 벗어날 수 없는 물리적 조건을 지녔다. 이는 모성이 평생 우리를 보살피는 것과 같은 맥락이다. 그 조건을 벗어나는 것은 곧 생명의 위협이다. 태내의 삶은 탯줄을 자를 때 끊어졌다고 생각하지만 그것은 우리 생존을 위해 여전히 남아 있다. 이렇듯 우리는 매일 엄마의 자궁 속으로 들어간다. 매일 반복되는 자궁 속으로의 여행은 인간에게는 가장 확실한 평화이자 근본적 치유다.

우리는 연어의 마음을 모르고 그 본능을 아직 완전히 파악할 수 없지만, 그들의 귀소본능을 함부로 생각해서는 안 된다. 세찬 물살을 거슬러 사력을 다하는 연어의 처절함에 우리는 까닭 모를 전율을 느꼈다. 연어가 새끼를 낳는 그 하천에는 연어를 만든 모든 것이 있다. 인간도 날마다 모태로 간다. 얼마나 끈끈했기에. 얼마나 긴밀하기에. 이는 연어의 그것만큼이나 강렬한 생의 본능이다.

태교하는 한 가지

⋮

    말은 인간이 살아 있다는 가장 강력한 표식이다. 살아 있다는 표현을 말로 할 수 있는 존재는 인간밖에 없다. 그래서 인간은 말이 없는 자연을 살아 있다고 느끼지 못한다. 소통이 안 되는 자연은 함부로 해도 되는 것이 되었다. 말을 나누는 상대가 있어 삶이 즐겁고 외롭지 않았다. 그러나 말이 통한다는 것이 반드시 좋은 일만은 아니다. 말을 하는 존재이기 때문에 상처를 입힐 수 있다. 인간에게 말은 생명인 동시에 상처다. 때문에 이제는 말 없는 자연이 더 좋아졌다. 말 없는 바다와 말 없는 산, 말 없는 숲과 말 없는 강아지에 이르기까지. 인간은 소통 불가의 생명들로부터 소통으로 인한 상처를 치유 받고 있다.

    인간의 태초의 시간에 생명을 줄 것인가, 상처를 줄 것인가는 바로 우리의 말에 달려 있다. 생명을 주기 위해 태교는 어떻게 해야 하느냐고 누가 묻는다면 나는 '태명을 부르라'고 답할 것이다. 태아가 태내에 있는 열 달 동안 우리의 관심과 사랑을 받고 있음을 알려 주는 가장 명확한 길은 태명을 부르는 것이다. 너무도 쉽고 간단한 것이지만 우리에겐 무척이나 낯선 일이다.

    인간 세상에선 이름을 가져야 비로소 존재가 된다. 인간 세상에 온 만사만물은 그래서 모두 이름을 지니고 있다. 들판의 야생화, 눈에 보이지 않는 미생물, 바다 밑 심연의 낯선 어류에 이르기까지. 이제껏 그 흔한 이름조차 없는 존재가 태아였다. 아기를 가졌다고 주변 사람들에게 이야기를 해도 자궁 속 태아의 존재에 관심을 주기란 쉽지 않았다. 눈에 보이지 않기 때문이다. 임신 중기를 넘어 산달이 가까워 배가 불러 왔을 때에야 사람들은 태아가 뱃속에 살고 있음을 알게 된다. 그러나 배가 불러오기 전의 태교는 이미 지나간 뒤였다.

이름은 불려야 이름이다. 한 존재에게 그의 이름을 불러 주어라. 태아에게 태명을 무어라 지었는지 얘기해 주고, 열 달 동안 한결같이 불러 보라. 태명을 부르는 것은 눈에 보이지 않아 간과할 수 있는 존재를 인식시키는 가장 쉬운 태교법이다.

아기가 태어나면 가장 먼저 그의 이름을 불러 주어라. 태아는 자신의 이름을 반드시 기억하고 있기에 그 이름을 들으면 깨어나고 눈을 뜬다. 이는 탄생의 가장 인간다운 과정이다. 태어나 엄마의 이름이 붙은 채 신생아실 침대에 누운 우리의 새 생명들. 그들은 이 세상에서 이름이 없는 유일한 생명체들이다. 이름이 없다는 것은 안타깝게도 우리가 그들을 아직 받아들이지 않았다는 뜻이다.

이름은 우리가 세상에 태어나 가장 먼저 듣는 말이다. 맨 처음 듣는 말은 세상에서 가장 필요한 말이다. 태명을 불러 보라. 세상에서 가장 필요한 말이 널리 불릴 때 그는 세상에서 가장 필요한 사람이 되어 태어날 것이다.

빙산이야기

:
:

남극에 가 보거나 그곳 바다에 떠 있는 빙산을 직접 본 사람은 많지 않다. 얼마나 추운 대륙에 얼마나 많은 얼음이 있는지 모른다. 다큐멘터리를 통해서나 볼 수 있는 머나먼 얘기일 뿐이다. 남극의 바다에 떠다니는 얼음산에 대해서도 모른다. 우리가 주말이면 오르는 푸른 녹음을 지닌 산이 남극에서는 빙산이다. 우리가 체력 단련을 위해 열심히 오르는 산이 그곳에서는 빙벽이며 얼음 조각이다. 인간은 지구의 모든 산을 올랐다. 8,000미터나 되는 가장 높은 산도 수차례나 올랐다. 흙과 나무와 돌들이 얼마나 높이 쌓여야 그렇게 높이 솟을 수 있는지, 또 그처럼 무겁고 높은 산들을 지구의 지반이 어떻게 떠받들고 있는지 우리는 아무도 생각지 않는다.

잘은 몰라도 산은 본디 오르라고 있는 게 아닐까 싶다. 그러나 남극의 산은 오르는 산이 아닌 듯하다. 바다에 떠 있는 그 산을 오른 사람은 아직 없다. 바다에 떠 있어서인지 그 산은 산보다 산 밑이 더 많은 관심의 대상이었다. 산의 밑이 어떻게 생겼는지, 높은 얼음의 산을 어떻게 떠받치고 있는지, 어떻게 그 산을 떠 있게 하는지 등등에 대해 말이다.

빙산은 인간에게는 이상하고 특이한 산이다. 산은 산이되 오르지 못하는 산이고, 아무도 오르지 않는 산이다. 인간이 바라만 보는 산이고, 인간이 산의 밑을 볼 수 있는 유일한 산이다. 그리고 그 산의 밑에 더 많은 관심을 두는 특별한 산이기도 하다.

인간은 오르지 못하는 이 얼음산에 대한 이야기를 만들어 냈다. 그 산의 밑을 내려다보니 바다 위로 나와 있는 것보다 훨씬 크고 높았다. 바닷속으로 깊이 솟은 얼음산은 녹지도 않고 의연히 얼음 바다를 견디고 있었다. 인간은 이 얼음산이 물 위로 솟은 것보다 더 높고 큰 산을 물 밑에 감추고 있다는 사실에 놀랐다. 그 뒤로 남극의 진한 햇살 아래 보석처럼 반짝이는 얼음산에는 관심이 없어졌다. 보이지 않는 산, 가라앉은 산, 가리어진 산, 감추어진 산. 이 이상한 이름의 산은 인간의 마음을 파고들었고, 인간은 얼음산을 생각하면 이 산을 떠올린다.

얼음산의 숨어 있는 곳이 특별히 아름다운 것은 아니었다. 그러나 감추어진 것일지라도 휘황찬란하게 반짝이는 것보다 중요했다. 얼음산을 떠 있게 하는 것은 바로 그 무지막지한 가려진 덩어리라는 것을 알게 되었기 때문이다. 인간은 '보이지 않는 것'이 '보이는 것'보다 중요할지 모른다는 생각을 하게 되었다. 인자한 이는 산을 좋아한다는 말과 같이 예로부터 산은 높이 솟은 만큼 추앙받는 자연이었다. 동서고금에 산을 담은 수많은 시와 노래는 있지만, 얼음산을 좋아하고 그것에게서 시상을 떠올렸다는 얘기는 듣지 못했다.

인간의 삶에는 이런 게 많다. 우리의 출생도 그러하다. 태내에서부터 만 3세까지, 그 천금의 시간은 생의 바다 밑으로 가라앉았고, 가리어졌고, 감추어졌다. 그러나 그것은 분명 존재했고 여전히 존재하는 시간이다. 얼음산의 보이지 않는 것이 보이는 것을 지탱하고 있듯이, 진정한 인간 존재는 기억되지 않는 숨겨진 시간이 만든다. 삶에서 드러나는 찬란한 것들은 보잘것없어 보이는 것들로 인해 존재할 수 있다. 인생에서 의미 있는 것은 바로 그 '중요하지 않은 것들'이다. 아무도 찾지 않는 시련과 고통, 아무도 원하지 않는 역경과 고난, 아무도 기억하지 않는 태내의 열 달, 아무도 기다리지 않는 출산의 시간, 아무도 거들떠보지 않는 탄생의 순간, 아무도 관심 없는 임신부와 태아. 우리에게 중요하지 않은 것들은 우리의 중요한 것들을 떠받치고 있고, 그것으로부터 우리는 생존한다.

이제 아무도 오르지 않는 빙산에 대해 무언가 떠오르는가? 인간에게 이보다 더 아름다운 시상(詩想)은 없다.

태아가 행복한 나라로

• • • •

 태교하는 부모들께 여쭤보면 태어나는 자식에게 어제보다 나은 세상을 선물하고 싶다는 소망을 듣게 된다. 나보다 더 나은 환경에서 행복을 누렸으면 하는 소박한 바람은 모든 부모들의 공통분모다. 부모가 되고 태교를 실천하면 누구나 품게 되는 꿈이다. 설사 부모가 아닐지라도 우리의 꿈에 대해 한번만 듣게 된다면 누구나 함께하게 될 꿈이다. 우리가 이런 공통분모를 발판으로 한 단계 올라서고 어쩌면 완전히 달라질 수 있다면 족할 것이다. 세상에 아무리 절망이 넘쳐나도 아이를 생각하면 바로 그 꿈이 떠오르기에, 우리는 다시 한번 그것에 기댈 수밖에 없다. 진부하고 새로울 것 없지만 '지금보다 나은 세상', 여전히 그 희망을 말하지 않을 수 없다.

 각양각색, 각계각층의 사람들, 우리는 그들을 모두 생각하며 살아야 한다고 듣고 있다. 사회에서 듣는 것만큼 우리가 아직 그들 모두를 생각지 않을 수도 있지만, 우리들의 시대는 타인을 말하는 시대임은 분명하다. 타인뿐만 아니다. 공기와 물과 같은 자연, 육식용 고기와 키우는 반려견에 이르기까지 나를 둘러싼 타자(他者)를 말하고 있다. 나보다는 타자를 생각할 수 있는 시대에도 여전히 소외된 한 타인을 위해 나는 최후의 변(辨)으로써 이 책을 마감하고자 한다.

 이제는 태아를 말할 때가 되었다. 이제는 말해야만 한다. 이제껏 태아는 주목받지 못한 타인이었다. 누구나가 자신의 목소리를 낼 수 있지만,

태아는 자신을 말할 수 없는 유일한 타인이다. 그래서 세상이 주목하지 않을 수도 있다. 관심을 갖지 않아도, 사랑을 주지 않아도 괜찮을 것 같은 타인. 그러나 그는 응답하고 있다는 것을 우리는 이 책을 통해 알게 되었다. 세상 그 누구보다 사랑의 절박함에 애태우며 손을 내밀고 있는 위기에 놓인 것을. 그들을 이대로 내버려 두는 것은 위험하다.

우리 사회의 아픔과 질병, 갈등과 불행의 많은 부분은 태아가 받은 무관심에 있다. 우리가 모른척한 그들의 과거는 사랑의 결핍이란 현재를 낳고 미래의 위험을 조성했다. 그 현재와 미래에 아직 우리가 속해있기에 그냥 외면할 수는 없다. 인류의 위기를 태교가 해결할 수 있다는 나의 생각을 비약이라 여길 수도 있다.

그러나 삶을 순조롭게 시작하는 것은 우리의 많은 갈등과 고민을 푸는 출발점이다. 이 땅에 오는 첫 순간인 '탄생'이 잘못된다면, 인간의 생은 시작부터 잘못된 채 출발하는 것이다. 트라우마를 안고 출발하는 인생이 얼마나 위험하고 치명적인가. 결함도 모른 채 길을 떠나는 것은 또 얼마나 무모하고 어리석은가. 평화와 번영, 정의와 도덕, 인권과 복지, 자유와 평등, 행복과 사랑. 태어나 수십 년을 살면서 그것들을 힘들게 외칠 게 아니라, 태내 열 달간 인간이 마땅히 누려야 할 것을 주면 된다.

우리는 싸우러 세상에 온 것이 아니라는 것을 태아에게 전하고자 한다. 따스함과 신뢰, 양보와 배려, 평화와 사랑. 태초에 받는 사랑이란 모든 사랑 중 유일하게 유효기간이 없다. 이 마르지 않는 사랑은 한 사람의 삶의 보호막과도 같아 험난한 세상 길의 보행자를 끝없이 보호하고 치유해준다. 인간은 태초에 입력된 대로 살다 간다. 때문에 우리가 그토록 주장하는 어린이가 행복하고, 청년이 행복하며, 어른과 노인도 행복한 나라는 먼저 태아가 사랑받는 '태아가 행복한 나라'가 있어야 가능하다.

이제 다시 서두로 돌아간다. '나는 떠나가도 내 후손들은 행복했으면…', '나는 이렇게 살아도 나의 후대는 고생하지 않았으면…' 그렇다. 우리의 진부한 바람은 종족보존의 강렬한 본능에서 나온 꿈이었던 것이다. 자손을 낳아 번영시키고 싶은 원초적 본능은 생물에겐 멈추지 않는 것이다. 그것은 펭귄 아빠와 연어 엄마의 그것과 완벽히 똑같은 것이다. 그래서 우리는 복잡한 인간들의 셈법에 늘 절망하면서도, 또다시 '오늘보다 더 나은 내일'을 이야기하길 멈추지 못한다.

이토록 삭막하고 외롭고 잔인한 시대에 우리가 보이지 않고 들리지 않는 타인조차 보듬고 생각할 수 있다면 살 만할 것이다. 태아가 행복한 나라. 그곳에선 분명 나도 행복할 수 있다. 보이지 않고 들리지 않는 타인까지 행복한 곳이라면 말이다. 그 믿음은 분명 현재와 미래의 우리를 명예롭게 할 것이다.

나는 태아가 행복한 나라로 가고 싶다.

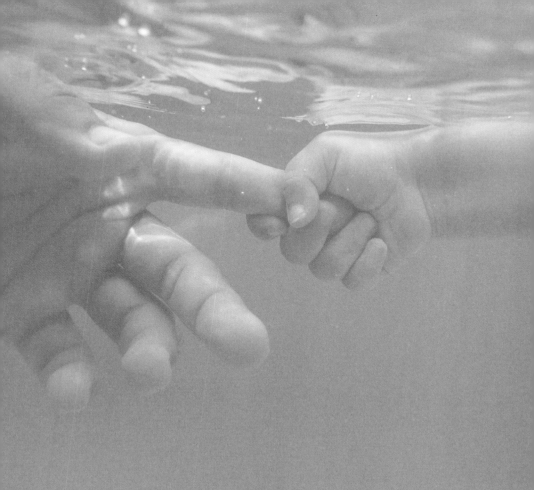

새 롭 다
특별 하 다
감동적이다

After Birth

아기의 탄생에는
정자와 난자의 수정, 물과 산소, 음식과 영양분,
열 달 280일의 시간 이외에도
'사랑'이 필요하다.
그 사랑은 절대 놓쳐선 안 된다.
세상의 평화와 모든 아름다움이 그 사랑에 있다.

무지하게 흘려보냈던 태아의 생활과 무심히 지나쳤던 산모의 열 달...
우리 앞에 놓인 소통의 부재와 불신, 고독과 상처, 불행...
그 모습은 같다.

우리가 사회에서 인정받고, 환영받고, 존중받고자 하듯,
보이지 않고 들리지는 않지만 태아도 우리와 똑같다.
우리가 사는 데에 맑은 물, 깨끗한 공기,
맛있고 건강한 음식과 안락한 집 외에도
'사랑'이 없어선 안 되듯이...

태아도 지금 이렇게
우리와 다르지 않게 살고 있다.

참고문헌

〈논문〉

Abboud, T. K., Sarkis, F., Hung, T. T., Khoo, S. S., Varakian, L., Henriksen, E., ... & Goebelsmann, U. (1983). Effects of epidural anesthesia during labor on maternal plasma beta-endorphin levels. Anesthesiology, 59(1), 1-5.

Amor, L. B., Grizenko, N., Schwartz, G., & Lageix, P. (2005). Perinatal complications in children with attention-deficit hyperactivity disorder and their unaffected siblings. Journal of psychiatry & neuroscience: JPN, 30(2), 120.

Andari, E., Duhamel, J. R., Zalla, T., Herbrecht, E., Leboyer, M., & Sirigu, A. (2010). Promoting social behavior with oxytocin in high-functioning autism spectrum disorders. Proceedings of the National Academy of Sciences, 107(9), 4389-4394.

Bager, P., Melbye, M., Rostgaard, K., Benn, C. S., & Westergaard, T. (2003). Mode of delivery and risk of allergic rhinitis and asthma. Journal of allergy and clinical immunology, 111(1), 51-56.

Baht, M., Grizenko, N., Ben-Amor, L., & Joober, R. (2005). Obstetric complications in children with attention deficit/hyperactivity disorder and learning disability. McGill Journal of Medicine, 8(2), 109.

Barker, D. J. (1995). Fetal origins of coronary heart disease. BMJ: British Medical

Journal, 311(6998), 171.

Barker, D. J. (2007). The origins of the developmental origins theory. Journal of internal medicine, 261(5), 412-417.

Beversdorf, D. Q., Manning, S. E., Hillier, A., Anderson, S. L., Nordgren, R. E., Walters, S. E., ... & Bauman, M. L. (2005). Timing of prenatal stressors and autism. Journal of autism and developmental disorders, 35(4), 471-478.

Blom, E. A., Jansen, P. W., Verhulst, F. C., Hofman, A., Raat, H., Jaddoe, V. W. V., ... & Tiemeier, H. (2010). Perinatal complications increase the risk of postpartum depression. The Generation R Study. BJOG: An International Journal of Obstetrics & Gynaecology, 117(11), 1390-1398.

Bos-Veneman, N. G., Kuin, A., Minderaa, R. B., & Hoekstra, P. J. (2010). Role of perinatal adversities on tic severity and symptoms of attention deficit/hyperactivity disorder in children and adolescents with a tic disorder. Journal of Developmental & Behavioral Pediatrics, 31(2), 100-106.

Brett, K. M., Strogatz, D. S., & Savitz, D. A. (1997). Employment, job strain, and preterm delivery among women in North Carolina. American Journal of Public Health, 87(2), 199-204.

Brody, B. A., Kinney, H. C., Kloman, A. S., & Gilles, F. H. (1987). Sequence of central nervous system myelination in human infancy. I. An autopsy study of myelination. Journal of neuropathology and experimental neurology, 46(3), 283-301.

Cao-Lei, L., Laplante, D. P., & King, S. (2016). Prenatal Maternal Stress and Epigenetics: Review of the Human Research. Current Molecular Biology Reports, 2(1), 16-25.

Cardwell, C. R., Stene, L. C., Joner, G., Cinek, O., Svensson, J., Goldacre, M. J., ... & Urbonaité, B. (2008). Caesarean section is associated with an increased risk of childhood-onset type 1 diabetes mellitus: a meta-analysis of observational studies. Diabetologia, 51(5), 726-735.

Carter, C. S., Boone, E. M., Pournajafi-Nazarloo, H., & Bales, K. L. (2009). Consequences of early experiences and exposure to oxytocin and vasopressin are sexually dimorphic. Developmental neuroscience, 31(4), 332-341.

Catalano, P. M., Thomas, A., Huston-Presley, L., & Amini, S. B. (2003). Increased fetal adiposity: a very sensitive marker of abnormal in utero development. American journal of obstetrics and gynecology, 189(6), 1698-1704.

Changeux, J. P., & Danchin, A. (1976). Selective stabilisation of developing synapses as a mechanism for the specification of neuronal networks.

Chang, G. Q., Gaysinskaya, V., Karatayev, O., & Leibowitz, S. F. (2008). Maternal high-fat diet and fetal programming: increased proliferation of hypothalamic peptide-producing neurons that increase risk for overeating and obesity. The Journal of Neuroscience, 28(46), 12107-12119.

Csontos, K., Rust, M., Höllt, V., Mahr, W., Kromer, W., & Teschemacher, H. J. (1979). Elevated plasma β-endorphin levels in pregnant women and their neonates. Life sciences, 25(10), 835-844.

Curtis, P. (1993). Oxytocin and the augmentation of labor. Human Nature, 4(4), 351-366.

Da Wood, M. Y., Wang, C. F., Gupta, R., & Fuchs, F. (1978). Fetal contribution to oxytocin in human labor. Obstetrics & Gynecology, 52(2), 205-209.

DeCasper, A. J., & Fifer, W. P. (1980). Of human bonding: Newborns prefer their mothers' voices. Science, 208(4448), 1174-1176.

Dekaban, A. S., & Sadowsky, D. (1978). Changes in brain weights during the span of human life: relation of brain weights to body heights and body weights. Annals of neurology, 4(4), 345-356.

de Marco, R., Pesce, G., Girardi, P., Marchetti, P., Rava, M., Ricci, P., & Marcon, A. (2012). Foetal exposure to maternal stressful events increases the risk of having asthma and atopic diseases in childhood. Pediatric Allergy and Immunology, 23(8), 724-729.

Dobbing, J., & Sands, J. (1973). Quantitative growth and development of human brain. Archives of disease in childhood, 48(10), 757-767.

Dobbing, J., & Sands, J. (1970). Timing of neuroblast multiplication in developing human brain. Nature. 1970 May 16;226(5246):639-40.

Domes, G., Heinrichs, M., Michel, A., Berger, C., & Herpertz, S. C. (2007). Oxytocin improves "mind-reading" in humans. Biological psychiatry, 61(6), 731-733.

D'Souza, S. W., Black, P., MacFarlane, T., & Rrichards, B. (1979). The effect of oxytocin in induced labour on neonatal jaundice. BJOG: An International Journal of Obstetrics & Gynaecology, 86(2), 133-138.

Eggesbø, M., Botten, G., Stigum, H., Nafstad, P., & Magnus, P. (2003). Is delivery by cesarean section a risk factor for food allergy?. Journal of Allergy and clinical Immunology, 112(2), 420-426.

Engler, A. J., Sen, S., Sweeney, H. L., & Discher, D. E. (2006). Matrix elasticity directs stem cell lineage specification. Cell, 126(4), 677-689.

Esteban-Cornejo, I., Martinez-Gomez, D., Tejero-González, C. M., Izquierdo-Gomez, R., Carbonell-Baeza, A., Castro-Piñero, J., ... & Veiga, O. L. (2016). Maternal physical activity before and during the prenatal period and the offspring's academic performance in youth. The UP&DOWN study. The Journal of Maternal-Fetal & Neonatal Medicine, 29(9), 1414-1420.

Fuchs, A. R., Husslein, P., & Fuchs, F. (1981). Oxytocin and the initiation of human parturition: II. Stimulation of prostaglandin production in human decidua by oxytocin. American journal of obstetrics and gynecology, 141(5), 694-697.

Gandhi, S. G., Gilbert, W. M., McElvy, S. S., El Kady, D., Danielson, B., Xing, G., & Smith, L. H. (2006). Maternal and neonatal outcomes after attempted suicide. Obstetrics & Gynecology, 107(5), 984-990.

Goldani, H. A., Bettiol, H., Barbieri, M. A., Silva, A. A., Agranonik, M., Morais, M. B., & Goldani, M. Z. (2011). Cesarean delivery is associated with an increased risk of obesity in adulthood in a Brazilian birth cohort study. The American journal of clinical nutrition, 93(6), 1344-1347.

Goldenberg, R. L., DuBard, M. B., Cliver, S. P., Nelson, K. G., Blanksona, K., Ramey, S. L., & Herman, A. (1996). Pregnancy outcome and intelligence at age five years. American journal of obstetrics and gynecology, 175(6), 1511-1515.

Green, L., Fein, D., Modahl, C., Feinstein, C., Waterhouse, L., & Morris, M. (2001). Oxytocin and autistic disorder: alterations in peptide forms. Biological psychiatry, 50(8), 609-613.

Hansen, A. K., Wisborg, K., Uldbjerg, N., & Henriksen, T. B. (2008). Risk of respiratory morbidity in term infants delivered by elective caesarean section: cohort study. Bmj, 336(7635), 85-87.

Hasegawa, M., Houdou, S., Mito, T., Takashima, S., Asanuma, K., & Ohno, T. (1992). Development of myelination in the human fetal and infant cerebrum: a myelin basic protein immunohistochemical study. Brain and Development, 14(1), 1-6.

Herrenkohl, L. R. (1979). Prenatal stress reduces fertility and fecundity in female offspring. Science, 206(4422), 1097-1099.

Herschkowitz, N. (1988). Brain development in the fetus, neonate and infant. Neonatology, 54(1), 1-19.

Hollander, E., Novotny, S., Hanratty, M., Yaffe, R., DeCaria, C. M., Aronowitz, B. R., & Mosovich, S. (2003). Oxytocin infusion reduces repetitive behaviors in adults with autistic and Asperger's disorders. Neuropsychopharmacology, 28(1), 193-198.

Huttenlocher, P. R. (1979). Synaptic density in human frontal cortex-developmental changes and effects of aging. Brain Res, 163(2), 195-205.

Huttenlocher, P. R., de Courten, C., Garey, L. J., & Van der Loos, H. (1982). Synaptogenesis in human visual cortex-evidence for synapse elimination during normal development. Neuroscience letters, 33(3), 247-252.

Huttunen, M. O., & Niskanen, P. (1978). Prenatal loss of father and psychiatric disorders. Archives of general psychiatry, 35(4), 429-431.

Jacobson, B., Eklund, G., Hamberger, L., Linnarsson, D., Sedvall, G., & Valverius, M. (1987). Perinatal origin of adult self-destructive behavior. Acta Psychiatrica Scandinavica, 76(4), 364-371.

Jacobson, B., Nyberg, K., Grönbladh, L., Eklund, G., Bygdeman, M., & Rydberg, U. (1990). Opiate addiction in adult offspring through possible imprinting after obstetric treatment. Bmj, 301(6760), 1067-1070.

Kero, J., Gissler, M., Grönlund, M. M., Kero, P., Koskinen, P., Hemminki, E., & Isolauri, E. (2002). Mode of delivery and asthma—is there a connection?. Pediatric research, 52(1), 6-11.

Kinsley, C. H., Madonia, L., Gifford, G. W., Tureski, K., Griffin, G. R., Lowry, C., ...

& Lambert, K. G. (1999). Motherhood improves learning and memory. Nature, 402(6758), 137-138.

Kosfeld, M., Heinrichs, M., Zak, P. J., Fischbacher, U., & Fehr, E. (2005). Oxytocin increases trust in humans. Nature, 435(7042), 673-676.

Krehbiel, D., Poindron, P., Levy, F., & Prud'Homme, M. J. (1987). Peridural anesthesia disturbs maternal behavior in primiparous and multiparous parturient ewes. Physiology & behavior, 40(4), 463-472.

Kurth, L., & Haussmann, R. (2011). Perinatal Pitocin as an early ADHD biomarker: neurodevelopmental risk?. Journal of attention disorders, 1087054710397800.

Lagercrantz, H., & Slotkin, T. A. (1986). The ¨stress¨ of being born. Scientific American.

Laplante, D. P., Barr, R. G., Brunet, A., Du Fort, G. G., Meaney, M. L., Saucier, J. F., ... & King, S. (2004). Stress during pregnancy affects general intellectual and language functioning in human toddlers. Pediatric Research, 56(3), 400-410.

Laplante, D. P., Brunet, A., & King, S. (2015). The effects of maternal stress and illness during pregnancy on infant temperament: Project Ice Storm. Pediatric research.

Leadbitter, P., Pearce, N., Cheng, S., Sears, M. R., Holdaway, M. D., Flannery, E. M., ... & Beasley, R. (1999). Relationship between fetal growth and the development of asthma and atopy in childhood. Thorax, 54(10), 905-910.

Lederman, R. P., McCann, D. S., Work Jr, B., & Huber, M. J. (1977). Endogenous plasma epinephrine and norepinephrine in last-trimester pregnancy and labor. American journal of obstetrics and gynecology, 129(1), 5-8.

Lemaire, V., Koehl, M., Le Moal, M., & Abrous, D. N. (2000). Prenatal stress produces learning deficits associated with an inhibition of neurogenesis in the hippocampus. Proceedings of the National Academy of Sciences, 97(20), 11032-11037.

LeWinn, K. Z., Stroud, L. R., Molnar, B. E., Ware, J. H., Koenen, K. C., & Buka, S. L. (2009). Elevated maternal cortisol levels during pregnancy are associated with reduced childhood IQ. International journal of epidemiology, dyp200.

Linnet, K. M., Dalsgaard, S., Obel, C., Wisborg, K., Henriksen, T. B., Rodriguez, A., ... & Jarvelin, M. R. (2003). Maternal lifestyle factors in pregnancy risk of attention deficit hyperactivity disorder and associated behaviors: review of the current evidence. American Journal of Psychiatry, 160(6), 1028-1040.

MacLusky, N. J., & Naftolin, F. (1981). Sexual differentiation of the central nervous system. Science, 211(4488), 1294-1302.

McNeilly, A. S., Robinson, I. C., Houston, M. J., & Howie, P. W. (1983). Release of oxytocin and prolactin in response to suckling. Br Med J (Clin Res Ed), 286(6361), 257-259.

Mennella, J. A., Jagnow, C. P., & Beauchamp, G. K. (2001). Prenatal and postnatal flavor learning by human infants. Pediatrics, 107(6), e88-e88.

Modahl, C., Green, L. A., Fein, D., Morris, M., Waterhouse, L., Feinstein, C., & Levin, H. (1998). Plasma oxytocin levels in autistic children. Biological psychiatry, 43(4), 270-277.

Molliver, M. E., Kostovic, I., & Van der Loos, H. (1973). The development of synapses in cerebral cortex of the human fetus. Brain research, 50(2), 403-407.

Monks, D. A., Lonstein, J. S., & Breedlove, S. M. (2003). Got milk? Oxytocin triggers hippocampal plasticity. Nature neuroscience, 6(4), 327-328.

Mueller, B. R., & Bale, T. L. (2008). Sex-specific programming of offspring emotionality after stress early in pregnancy. The Journal of Neuroscience, 28(36), 9055-9065.

Myhrman, A., Rantakallio, P., Isohanni, M., Jones, P., & Partanen, U. (1996). Unwantedness of a pregnancy and schizophrenia in the child. The British Journal of Psychiatry, 169(5), 637-640.

NEEDHAM DANCAUSE, K., LAPLANTE, D. P., FRASER, S., BRUNET, A., CIAMPI, A., SCHMITZ, N., & KING, S. (2012). Prenatal exposure to a natural disaster increases risk for obesity in 5 1/2-year-old children. Pediatric research, 71(1), 126-131.

Paltiel, O., Tikellis, G., Linet, M., Golding, J., Lemeshow, S., Phillips, G., ... & Granstrøm, C. (2015). Birthweight and childhood cancer: preliminary findings from the International Childhood Cancer Cohort Consortium (I4C). Paediatric and perinatal epidemiology, 29(4), 335-345.

Pedersen, C. A., & Prange, A. J. (1979). Induction of maternal behavior in virgin rats after intracerebroventricular administration of oxytocin. Proceedings of the National Academy of Sciences, 76(12), 6661-6665.

Potischman, N., & Troisi, R. (1999). In-utero and early life exposures in relation to risk of breast cancer. Cancer Causes & Control, 10(6), 561-573.

Price, R. J., Burdge, G. C., & Lillycrop, K. A. (2015). The Link Between Early Life Nutrition and Cancer Risk. Current Nutrition Reports, 4(1), 6-12.

PRITCHARD, J. A. (1965). Deglutition by normal and anencephalic fetuses. Obstetrics & Gynecology, 25(3), 289-297.

Purves, D., & Lichtman, J. W. (1980). Elimination of synapses in the developing nervous system. Science, 210(4466), 153-157.

Raine, A., Brennan, P., & Mednick, S. A. (1994). Birth complications combined with early maternal rejection at age 1 year predispose to violent crime at age 18 years. Archives of general psychiatry, 51(12), 984-988.

Readhead, C., & Hood, L. (1990). The dysmyelinating mouse mutations shiverer (shi) and myelin deficient (shi mld). Behavior genetics, 20(2), 213-234.

Rich, P. The Neural Self: The Neurobiology of Attachment. Attachment and Sexual Offending: Understanding and Applying Attachment Theory to the Treatment of Juvenile Sexual Offenders, 233-258.

Robinson, C. J., Villers, M. S., Johnson, D. D., & Simpson, K. N. (2010). Timing of elective repeat cesarean delivery at term and neonatal outcomes: a cost analysis. American journal of obstetrics and gynecology, 202(6), 632-e1.

Roseboom, T., de Rooij, S., & Painter, R. (2006). The Dutch famine and its long-term consequences for adult health. Early human development, 82(8), 485-491.

Rosenblatt, J. S. (1967). Nonhormonal basis of maternal behavior in the rat. Science, 156(3781), 1512-1513.

Salim, R., Zafran, N., Shalev, E., Tita, A. T., Landon, M. B., & Spong, C. Y. (2009). Timing of elective repeat cesarean delivery at term. N Engl J Med, 360(15), 1570.

Salk, L., Sturner, W., Lipsitt, L., Reilly, B., & Levat, R. (1985). Relationship of maternal and perinatal conditions to eventual adolescent suicide. The Lancet, 325(8429), 624-627.

Schaal, B., Marlier, L., & Soussignan, R. (2000). Human foetuses learn odours from their pregnant mother's diet. Chemical senses, 25(6), 729-737.

Siegel, H. I., & Greenwald, G. S. (1978). Effects of mother-litter separation on later maternal responsiveness in the hamster. Physiology & behavior, 21(2), 147-149.

Simpson, K. R., & Knox, G. E. (2009). Oxytocin as a high–alert medication: Implications for perinatal patient safety. MCN: The American Journal of Maternal/Child Nursing, 34(1), 8-15.

Susser, E., Neugebauer, R., Hoek, H. W., Brown, A. S., Lin, S., Labovitz, D., & Gorman, J. M. (1996). Schizophrenia after prenatal famine: further evidence. Archives of general psychiatry, 53(1), 25-31.

Talge, N. M., Neal, C., & Glover, V. (2007). Antenatal maternal stress and long-term effects on child neurodevelopment: how and why?. Journal of Child Psychology and Psychiatry, 48(3-4), 245-261.

Taylor, D. (1969). Differential rates of cerebral maturation between sexes and between hemispheres: evidence from epilepsy. The Lancet, 294(7612), 140-142.

Terkel, J., & Rosenblatt, J. S. (1968). Maternal behavior induced by maternal blood plasma injected into virgin rats. Journal of comparative and physiological psychology, 65(3p1), 479.

Thomas, S. A., & Palmiter, R. D. (1997). Impaired maternal behavior in mice lacking norepinephrine and epinephrine. Cell, 91(5), 583-592.

Tita, A. T., Landon, M. B., Spong, C. Y., Lai, Y., Leveno, K. J., Varner, M. W., ... & Sorokin, Y. (2009). Timing of elective repeat cesarean delivery at term and neonatal outcomes. New England Journal of Medicine, 360(2), 111-120.

Tomizawa, K., Iga, N., Lu, Y. F., Moriwaki, A., Matsushita, M., Li, S. T., ... & Matsui, H. (2003). Oxytocin improves long-lasting spatial memory during motherhood through MAP kinase cascade. Nature neuroscience, 6(4), 384-390.

Uvnäs-Moberg, K. (1988). Physiological and psychological effects of oxytocin and prolactin in connection with motherhood with special reference to food intake and the endocrine system of the gut. Acta physiologica Scandinavica. Supplementum, 583, 41-48.

Van den Bergh, B. (1990). The influence of maternal emotions during pregnancy on fetal and neonatal behavior. Pre-and Perinatal Psychology Journal, 5(2), 119-130.

Van den Bergh, B. R., Mennes, M., Oosterlaan, J., Stevens, V., Stiers, P., Marcoen, A., & Lagae, L. (2005). High antenatal maternal anxiety is related to impulsivity during performance on cognitive tasks in 14-and 15-year-olds. Neuroscience & Biobehavioral Reviews, 29(2), 259-269.

Van den Bergh, B. R., Mulder, E. J., Mennes, M., & Glover, V. (2005). Antenatal maternal anxiety and stress and the neurobehavioural development of the fetus and child: links and possible mechanisms. A review. Neuroscience & Biobehavioral Reviews, 29(2), 237-258.

Ventura, A. K., & Worobey, J. (2013). Early influences on the development of food preferences. Current Biology, 23(9), R401-R408.

Vom Saal, F. S., & Bronson, F. H. (1980). Sexual characteristics of adult female mice are correlated with their blood testosterone levels during prenatal development. Science, 208(4444), 597-599.

Wahl, R. U. R. (2004). Could oxytocin administration during labor contribute to autism and related behavioral disorders?–A look at the literature. Medical hypotheses, 63(3), 456-460.

Ward, I. L. (1972). Prenatal stress feminizes and demasculinizes the behavior of males. Science, 175(4017), 82-84.

Weisman, O., Granat, A., Gilboa-Schechtman, E., Singer, M., Gordon, I., Azulay, H., ... & Feldman, R. (2010). The experience of labor, maternal perception of the infant, and the mother's postpartum mood in a low-risk community cohort. Archives of women's mental health, 13(6), 505-513.

Werner, E. A., Myers, M. M., Fifer, W. P., Cheng, B., Fang, Y., Allen, R., & Monk, C. (2007). Prenatal predictors of infant temperament. Developmental psychobiology, 49(5), 474-484.

Yajnik, C. S., & Deshmukh, U. S. (2008). Maternal nutrition, intrauterine program-ming and consequential risks in the offspring. Reviews in Endocrine and Metabolic Disorders, 9(3), 203-211.

Yurdakök, M. (2010). Transient tachypnea of the newborn: what is new?. The Jour-nal of Maternal-Fetal & Neonatal Medicine, 23(sup3), 24-26.

Zak, P. J., Stanton, A. A., & Ahmadi, S. (2007). Oxytocin increases generosity in humans. PLoS one, 2(11), e1128.

Zanardo, V., Simbi, A. K., Franzoi, M., Solda, G., Salvadori, A., & Trevisanuto, D. (2004). Neonatal respiratory morbidity risk and mode of delivery at term: influence of timing of elective caesarean delivery. Acta pædiatrica, 93(5), 643-647.

〈단행본〉

— 생각의 탄생, 로버트 로트번스타인·미셸 로트번스타인 지음/ 박종성 옮김, 에코의
　　서재, 2008.
— 야생 거위와 보낸 일년, 콘라트 로렌츠 지음/ 유영미 옮김, 한문화, 2004.
— 다시 보는 태교신기, 배병철 편저, 성보사, 2005.
— 양자의학, 강길전·홍달수 지음, 월간환경농업, 2007.
— 김치 천년의 맛, 김만조外 지음, 디자인 하우스, 2001.
— 육식의 종말, 제레미 리프킨 지음/ 신현승 옮김, 시공사, 2009.
— 동물의 감정, 마크 베코프 지음/ 김미옥 옮김, 시그마북스, 2008.
— 평화로운 탄생, 프레드릭 르봐이예 지음/ 김영주 옮김, 샘터, 2003.
— 식물은 지금도 듣고 있다, 이완주 지음, 들녘, 2008.
— 출산 속에 숨겨진 사랑의 과학, 미셸 오당 지음/ 장은주 옮김, 명진 출판사, 2001.
— 태내 기억, 시치다 마코토·쓰나부치 요우지 지음/ 이현숙·심홍임·고도흥 옮김,
　　한국문화사, 2008.
— 태아는 천재다, 지쓰코 스세딕 지음/ 김선영 옮김, 샘터, 2007.
— 아기는 뱃속의 일을 기억하고 있다, 이케가와 아키라 지음/ 김경옥 옮김, 샨티, 2007.
— 태아는 알고 있다, 토마스 버니 지음/ 김수용 옮김, 샘터, 2005.
— 물은 답을 알고 있다, 에모토 마사루 지음/ 홍성민 옮김, 더난 출판사, 2008.
— 마음을 과학한다, 카렌 N. 샤노어 외 지음/ 변경옥 옮김/ 김수경 감수, 나무심는
　　사람, 2004.
— 육식 건강을 망치고 세상을 망친다(1), 존 로빈스 지음/ 이무열 옮김, 아름드리 미
　　디어, 2009.
— 농부와 산과의사, 미셸 오당 지음/ 김태언 옮김, 녹색 평론사, 2005.

〈방송〉

— KBS 세계는 지금, 2012.7.21.
— KBS 명작 스캔들 제 58회, 2012.3.18.
— MBC 다큐멘터리 『남극의 눈물』, 2012.

〈영화〉

— The Mission, 롤랑 조페 감독, 1986